J'ARRÊTE DE ME TROUVER NUL(LE) !

Groupe Eyrolles

61, bd Saint-Germain
75240 Paris Cedex 05

www.editions-eyrolles.com

La collection « J'arrête de… » est dirigée par Anne Ghesquière,
fondatrice du magazine FemininBio.com, pour mieux vivre sa vie !

Dans la même collection :

J'arrête de stresser !, Patrick Amar et Silvia André

J'arrête d'avoir peur !, Marie-France et Emmanuel Ballet de Coquereaumont

J'arrête de procrastiner !, Diane Ballonad Rolland

J'arrête les relations toxiques !, Marion Blique

J'arrête de (me) juger !, Olivier Clerc

J'arrête d'être jaloux(se) !, Bernard Geberowicz

J'arrête la malbouffe !, Marion Kaplan

J'arrête d'être hyperconnecté !, Catherine Lejealle

J'arrête de râler ! L'intégrale, Christine Lewicki

J'arrête de râler sur mes enfants (et mon conjoint) !, Christine Lewicki et Florence Leroy

J'arrête d'être débordée !, Barbara Meyer et Isabelle Neveux

J'arrête de m'épuiser !, Marlène Schiappa et Cédric Bruguière

J'arrête le superflu !, Joanne Tatham

Illustrations © Virginia Garrido Millán
Illustrations © Hung Ho Thanh (p. 112, 124, 128, 129, 145)

Création de maquette : Hung Ho Thanh
Mise en pages : STDI

© Groupe Eyrolles, 2016
ISBN : 978-2-212-56102-9

Clotilde Poivilliers

Préface de Yann Rougier

J'ARRÊTE DE ME TROUVER NUL(LE) !

Retrouver confiance et estime de soi

EYROLLES

À Éléonor, mon étoile polaire, qui me guide depuis le ciel

« L'essentiel est invisible pour les yeux ;
on ne voit bien qu'avec le cœur. »
(Conseil avisé du renard au Petit Prince de Saint Exupéry ;
adoptez-le et dessinez-vous une personnalité heureuse... !)

Remerciements

Merci à mes enfants, Dorian et Amaury, pour qui j'ai décidé de tout faire pour être fière de moi, afin de leur transmettre cette force inestimable.

Merci à mes parents de m'avoir donné la sagesse et le courage d'être qui je suis maintenant.

Merci à mes deux frères Guy et Jean-François, handicapés mentaux, de m'avoir montré combien la compréhension des choses pour être dans l'ici et le maintenant ne passe pas par l'intellect, mais par le cœur et l'âme.

Merci à mes amies et amis d'avoir été à l'écoute pour échanger des idées essentielles sur le sujet de ce livre.

Merci en particulier, à ma Pascale d'avoir relu attentivement mon manuscrit pour m'aider à faire le point.

Merci à mes « patients », clients et stagiaires d'avoir été des sources d'observation et de compréhension concernant l'estime de soi et la confiance en soi.

Merci à Yann Rougier de m'avoir fait l'honneur de préfacer mon ouvrage, d'y avoir présenté les neurosciences et pour son amitié fraternelle.

Merci à Anne Ghesquière pour sa confiance, pour sa générosité sur tous les points et pour son amitié essentielle.

Merci à toute l'équipe d'Eyrolles pour son savoir-faire et notamment à Gwenaëlle Painvin et à Sandrine Navarro pour avoir été des interlocutrices formidables.

Merci à Gérard, pour son accompagnement éclairé, efficace et plein d'amour, durant la conception et la rédaction de ce livre.

Merci à mes chats de m'avoir montré combien la joie et la spontanéité étaient des atouts essentiels pour lâche prise et vivre sans se poser trop de questions existentielles.

Merci à la vie de m'avoir présenté toutes les épreuves que j'ai vécues jusque-là et qui m'ont permis d'évoluer en Conscience.

Préface

Bravo ! Vous avez décidé de ne plus vous trouver nul(le), et de faire vôtre la célèbre phrase de Voltaire : « J'ai décidé d'être heureux parce que c'est bon pour la santé ! »

Vous avez donc décidé de ne plus subir vos pensées négatives, vos doutes, vos stress, vos peurs, votre moral en berne et vos blessures émotionnelles !

Décider c'est fondamental ; c'est un message fort, adressé à la vie, à votre vie. Et le message est clair dans votre esprit : vous ne voulez plus faire partie de ceux qui acceptent comme une fatalité d'être durablement malheureux (ou même durablement non heureux) !

Mais comment faire ? Vous avez déjà essayé tellement de « stratégies » et vous savez que le décider ne suffit pas ; le vouloir, même fortement, ne suffit pas !

En réalité, notre volonté n'a aucune prise sur nos émotions, nos sensations, nos convictions intimes (je ne me sens pas au niveau de ceci ou cela ; en souffrance ici ou là…). Et rien n'y fait ; je peux raisonner, m'en vouloir, faire semblant de m'en moquer, pleurer ou rager, jusqu'à me désespérer… mes peurs, mes doutes et mes manques de confiance restent gentiment, ou méchamment, stables (et peuvent même s'aggraver !).

Que faire ? La réponse est connue depuis l'Antiquité… De nombreux sages l'ont expérimenté et Platon l'a simplement résumé : « Mieux se connaître soi-même. » Puis travailler sur soi !

Guider quelqu'un sur le chemin du développement personnel n'impose pas d'être un maître reconnu, mais nécessite du vécu, de l'expérience, de la sincérité, de la générosité ; il faut, soi-même, avoir parcouru le « morceau de chemin » sur lequel nous voulons accompagner l'autre ; bien connaître nos promesses et encore mieux nos limites ; il le faut impérativement !

C'est pour cela que j'ai accepté de préfacer l'ouvrage de Clotilde Poivilliers. Elle nous offre un livre pratique, utile et maîtrisé. Un livre comme une carte balisée de randonnée ; des chemins et sentiers vers notre refuge intérieur. Comme nous l'avons compris, les raccourcis sont impossibles… mais les fossés, éboulements et crevasses sont soigneusement indiqués… les gués à pied sec aussi (inutile de se noyer !).

Clotilde nous rappelle que ce travail personnel avec soi-même est aussi essentiel que le travail professionnel avec les autres. Que les deux grandes formules créées pour nous rappeler l'importance de notre espace intérieur : « Vivre l'instant, ici et maintenant » et « Vivre en pleine conscience », ne sont que de belles formules agréables à l'oreille… mais restent des formules inaccessibles à ceux qui débutent le chemin. Elle nous rappelle donc que tout travail sur soi commence… par la décision de travailler sur soi, motivée par des idées, des explications et des outils très simples de mieux-être au quotidien. C'est la volonté et le thème de son livre.

Que votre espace de paix intérieur soit minuscule comme une tête d'épingle ou déjà vaste comme votre personnalité, la lecture de cet ouvrage vous offrira plus de lumière. Il remplit pleinement une mission fondamentale : transformer progressivement vos peurs, vos doutes, vos craintes, vos blessures, vos angoisses profondes, vos colères, vos culpabilités (tout ce « substrat de l'ombre » qui motive le désir d'un travail sur soi…), en plus de vérité, plus de paix, plus de joie, plus de foi… plus de vie heureuse !

Je conclurai avec le conseil du sage Épictète : « Premièrement, dites-vous ce que vous voulez être, et ensuite faites ce que vous avez à faire. »

Premièrement, acceptez de vous regarder tel que vous êtes, à la lumière de votre vérité et de votre lucidité bienveillante ; ensuite faites ce que vous avez à faire : travaillez sur vous en constance et en Conscience ; vous avez tous les outils nécessaires entre vos mains !

Je souhaite que la lecture de cet ouvrage soit, pour beaucoup, la première marche d'accès à leur désir profond de vérité et de confiance en eux… et pour certains, le chaînon manquant d'une démarche intérieure arrivée à maturité.

Bonne lecture, bonne vie.

Yann Rougier, médecin spécialiste en neuropsychiatrie
et auteur du best-seller *Se programmer pour guérir*

Sommaire

Préambule

Comment j'en suis arrivée à, finalement, être fière de moi.

Un contexte apparemment favorable…

Je suis issue d'une famille de chercheurs, dans laquelle les discussions tournaient autour de la culture, de la logique, de la nature, avec une bonne ouverture d'esprit et une grande curiosité pour tout.

Mon grand-père paternel était membre de l'Académie des sciences, mon père était chercheur en physique des particules au Centre d'études atomiques et ma mère a étudié les migrations des oiseaux au CNRS et ultérieurement obtenu un DEA de psychologie. Malgré tout, ils restaient humbles et simples, ouverts et curieux, avec une bonne dose d'autodérision et beaucoup d'humour, s'entourant de nombreux amis de cœur et vivant dans le respect des autres et de l'environnement.

Il fut assez naturel pour moi de m'intéresser à la nature et à ses merveilles, de développer ma curiosité et d'entreprendre puis de réussir mon cursus universitaire de biologie.

… mais le tableau n'était pas si rose

Je suis la troisième d'une fratrie de quatre enfants nés en l'espace de cinq ans, dont deux frères aînés très lourdement handicapés mentaux, qui demandaient une attention constante et une sœur cadette en souffrance, qui, pour montrer qu'elle existait aussi, était devenue assez coléreuse et plutôt boudeuse.

Mon père travaillait beaucoup durant la semaine et ma mère a dû, pour pouvoir s'occuper de nous à plein temps, abandonner la recherche.

Mes parents ont fait de leur mieux pour nous faire faire des activités, des sorties et des vacances simples, mais sympas et ludiques. Cependant, j'étais toujours « coincée » entre mes frères et ma sœur ou juste avec ma sœur, ne pouvant vivre pleinement ma condition de petite fille « normale », ni handicapée, ni « caractérielle ».

Au quotidien, l'ambiance à la maison n'était pas toujours tranquille et il me fut difficile d'exister dans ce contexte où je n'avais pas vraiment de place. Les autres me prenaient toujours la vedette. Dans ma tête de petite fille, je me trouvais insignifiante, nulle, sans grand intérêt. C'est comme si je ne méritais pas qu'on s'occupe de moi puisque je n'étais pas comme eux.

Ma mère m'a d'ailleurs avoué, lorsque j'étais adulte, qu'étant la seule qui ne posait pas de problèmes, ils m'avaient « laissée pousser toute seule », soulagés et heureux que je sois « normale ».

Alors, j'ai effectivement poussé toute seule, ni vraiment guidée, ni vraiment cadrée et, quoi que je fasse, j'avais le sentiment, que de toute façon, on ne me regardait pas vraiment.

J'étais consciente que mes parents m'aimaient, mais j'avais envie et besoin qu'ils me consacrent plus de temps, qu'ils voient mes efforts et mes progrès, qu'ils soient fiers de moi et surtout, qu'ils me le disent pour que je puisse l'être moi-même.

Malgré tout et sûrement précisément pour tout ça, afin d'anticiper les crises que j'aurais voulu éviter, j'ai développé une hypervigilance sur le plan sensoriel, émotionnel, intuitif, intellectuel et relationnel qui m'a permis d'activer en moi une grande empathie, une extrême sensibilité et des ressources pour grandir, me développer presque toute seule et faire des choses dont je pouvais être fière.

J'ai bien conscience que ce sont des atouts que je n'aurais probablement jamais eus si je n'avais pas vécu dans ces conditions-là. Boris Cyrulnik parle de « résilience » (faculté à rebondir, à vaincre les situations traumatiques, grâce à une structuration précoce de la personnalité, à des qualités individuelles et à des opportunités de l'environnement).

Mes trucs à moi

J'ai trouvé mes propres rituels, des modes d'action, des sortes de maximes personnelles, qui ont été les miroirs dans lesquels je pouvais voir que je n'étais pas « transparente ». J'ai aussi tiré parti d'expériences de vie familiale dont je me suis servie comme guides pour sortir de cette impasse. En voici trois principaux...

« Dépasse tes peurs pour avancer dans la vie »

À partir de l'âge de 7 ans, environ, à chaque fois que nous allions dans notre maison de campagne en Touraine, dès le premier jour, je me précipitais dans le jardin pour monter en haut du grand portique en bois : une poutre large comme mon pied de petite fille, à quatre mètres de hauteur, sur quatre mètres de longueur, une échelle à chaque bout.

Je grimpais en haut de la première, je me concentrais, je me motivais pour réussir à traverser cette poutre qui me paraissait interminable et si haute puis, un pied devant l'autre, les bras en balancier, petit bout de chou de 7, 8, 9, 10 ans et plus, j'atteignais l'autre côté. Je recommençais une dizaine de fois, jusqu'à ce que mon cœur ne batte plus la chamade puis je redescendais par la seconde échelle.

C'était mon père qui m'avait fait faire ça la première fois vers l'âge de 6 ans et il avait été fier de moi que je réussisse... Ce fut une puissante leçon de vie qu'il m'avait donnée là.

Toutes les fois que je l'ai refait par la suite, toute seule, mais sous son regard symbolique, encourageant et admiratif, j'étais très fière de moi car j'avais vaincu ma peur. J'avais le sentiment d'être forte et que rien ne pouvait m'arrêter, même pas la peur de tomber. Ce fut le début de ma détermination à vaincre mes craintes pour me dépasser et aller toujours plus loin.

« Ne lutte pas quand tu sens que tu sombres »

Sous le pont de Chinon, près de notre village, dans la Vienne où nous nous baignions souvent, les tourbillons étaient particulièrement dangereux et mon père m'avait donné un conseil judicieux : « Si tu te sens prise dans un tourbillon, ne résiste surtout pas, sinon tu risques de te noyer ; retiens ta respiration, laisse-toi entraîner vers le fond et, dès que tu sens son contact, mobilise toutes tes forces d'un seul coup, puis donne un puissant coup de pied pour te projeter en biais vers la surface, afin de t'en extraire. Si tu ne fais pas ça, si tu luttes, tu vas épuiser toutes tes réserves pour rien et ne plus en avoir assez pour te propulser vers le haut. »

Ce fut le moment où j'ai intégré dans ma psyché d'enfant, qu'à chaque fois que je me sentirais couler, au lieu de me débattre contre l'inéluctable – les événements ou mes propres démons –, je devrais lâcher prise et avoir la sagesse d'accepter de toucher le fond, pour ensuite mobiliser toutes mes ressources pour m'en tirer.

« Ne te soumets jamais et ne te résigne jamais »

Une phrase qui a résonné toute mon enfance et toute ma vie dans ma tête. Avec le recul, j'ai compris que c'est ma mère qui me l'a involontairement transmise. Elle a dû se battre contre les médecins et les psychiatres qui, à l'époque, n'ayant aucune idée de ce dont mes frères souffraient, tentaient toutes sortes d'examens médicaux aussi douloureux et invalidants qu'inutiles, pour explorer à tâtons le domaine encore méconnu des maladies génétiques. Voyant son premier fils souffrir le martyre à la suite d'une encéphalographie gazeuse (on injecte du gaz dans le liquide céphalo-rachidien et ça crée des douleurs neurologiques terribles), son instinct de maman lui a donné l'intuition que ce qui se passait n'était pas juste et elle eut la sagesse de ne pas se résigner aux événements. Elle a trouvé la force de ne pas se soumettre aux décisions du corps médical : elle a décidé de sortir de l'hôpital son petit garçon de 18 mois, mutilé dans sa chair et dans sa psyché, en signant une décharge pour éviter que cette souffrance atroce continue. Et elle a bien fait car mon second frère, qui n'a pas subi cet examen, n'a pas les séquelles neurologiques de l'aîné.

Ce fut une leçon de vie qui m'a permis de toujours écouter mon instinct et mon intuition pour déterminer ce qui pourrait me détruire et pour ne pas me soumettre à ceux qui en seraient responsables. J'ai appris à mobiliser toutes mes forces afin de changer ce que je pouvais changer, quels que soient les obstacles, sans me résigner.

Un tremplin pour la vie

Grâce à cela et à d'autres choses encore, j'ai compris que, malgré ma croyance initiale que je ne valais pas grand-chose, que j'étais transparente et inintéressante, que mes parents n'avaient pas pu m'accompagner en permanence sur le bon chemin de vie, j'avais su voir les balises qu'ils avaient placées pour me guider et les utiliser comme guides symboliques pour arriver à être fière de moi. J'ai compris que je ne devais pas attendre la reconnaissance des autres pour évoluer et pour accepter que je suis quand même quelqu'un de bien.

Tout cela a activé en moi des atouts pour réussir et rebondir, à toutes les étapes de ma vie personnelle et professionnelle. J'ai pu développer des qualités pour soigner et pour transmettre avec joie, un savoir que j'ai bâti à partir de tout ce que j'ai reçu, y compris ce qui peut ressembler à des bâtons dans les roues.

Maintenant, je me sens plutôt bien dans ma peau de maman, de compagne, de thérapeute, de formatrice et d'auteur et, quand je regarde mon parcours, je me dis que ce n'est pas si mal. J'ai enseigné la biologie pendant des années, dès l'âge de 19 ans en poursuivant mes études, puis je suis devenue thérapeute en shiatsu et j'ai fondé ma propre école pour l'enseigner. J'ai fait plusieurs formations et maintenant, je suis aussi consultante en entreprise pour la gestion du stress, des émotions et de l'anxiété et je forme des groupes d'enfants et de jeunes au Mind Mapping. Mon premier livre est paru en 2010 et celui-ci sortira en 2016. Mais ce qui me comble le plus, c'est d'avoir pu transmettre à mes deux fils des valeurs essentielles et des outils acquis sur le tas, au cours de mon enfance et de ma vie d'adulte, pour développer leur magnifique état d'être et trouver les moyens d'acquérir du savoir-faire pour réussir dans leur vie.

Aujourd'hui, je pense que je suis plutôt bonne dans ce que je fais puisqu'on me le dit et que je vois les résultats ; je m'efforce de ne pas faire de mal aux gens qui m'entourent en restant dans la bienveillance, l'empathie, la générosité et les encouragements. J'essaye de nourrir mon être pour fonctionner de façon équilibrée entre le cœur et la raison, tout en sachant que rien n'est acquis définitivement. Je continue à travailler sur moi-même et je reste vigilante pour ne pas retomber dans les croyances qui m'ont fait souffrir, car elles activeraient ma part d'ombre et me pousseraient à passer en mode défense, blessant au passage ceux qui m'entourent, ainsi que moi-même.

Alors, même si je suis très loin d'être parfaite et que je ne le serai jamais, même si j'ai encore beaucoup de blessures à guérir, de *mea culpa* à faire, d'erreurs à réparer, de pardons à accorder, de points d'amélioration à activer, de choses à apprendre sur tous les plans… je me rends compte maintenant que, malgré tout, je peux être fière de moi.

Et je souhaite vous offrir quelques pistes pour que vous puissiez l'être aussi car ça fait sacrément du bien d'enfin pouvoir le dire… et l'écrire.

Introduction

Être fier, n'est-ce pas un peu prétentieux ?

Il est étonnant de constater que la plupart des définitions du terme « fier » présentent un côté péjoratif. Comme s'il était impropre à la consommation, comme si c'était mal d'être fier : « Il est trop fier, il ne cédera pas », « Elle fait sa fière »...

Tout ça correspond à de la fierté mal placée, de la vanité, de l'orgueil, de l'amour-propre excessif et non au fait d'être juste « fier de soi ». L'amalgame est facile à faire.

Le mot « fier » est donc connoté, il porte en lui et véhicule la notion de culpabilisation issue de l'éducation culturelle et/ou religieuse.

Aux États-Unis, parler de soi et de sa réussite est bien accepté, c'est même un atout pour être écouté, choisi et valorisé. Cela montre qu'on a conscience de sa propre valeur et de ce que l'on peut apporter aux autres, à sa famille, ses amis, ses collègues ou à la société.

En France, parler de soi en termes élogieux est tabou, presque autant que de parler d'argent ou de sexe. Quand on ose reconnaître publiquement ses qualités ou ses atouts, c'est souvent perçu comme déplacé et prétentieux.

Bien que la fierté soit légitime, elle peut sembler dévalorisante pour autrui, susciter l'envie et menacer les relations interpersonnelles en exacerbant l'esprit de compétition et la comparaison.

Et si la fierté, c'était tout simplement être conscient de la valeur qu'on a de soi ou qu'on nous attribue et de sa propre réussite ? Elle n'est pas forcément en rapport avec la réalité, mais avec l'évaluation qu'on en fait.

Pourquoi ce livre ?

Je suis thérapeute en shiatsu quantique et j'interviens également en entreprise, à l'hôpital et en milieu étudiant, en tant que formatrice et consultante dans les domaines liés à la gestion des émotions, au lâcher-prise, à la mémorisation et à l'apprentissage.

Mon quotidien est fait d'écoute et de bienveillance dans le cadre de l'accompagnement du changement humain.

Je reçois souvent des personnes en grande souffrance morale et/ou physique ayant une capacité extraordinaire à se dévaloriser, à mettre une partie de leur vie en échec juste parce qu'elles se trouvent « nulles ».

Elles passent leur temps à exprimer des souffrances profondément ancrées au fond d'elles-mêmes. Elles sont complètement perdues et incapables de refaire surface. Tout cela s'infiltre dans le corps par des voies souterraines et rejaillit dans le quotidien personnel et professionnel.

Rien que le fait de pousser la porte d'un cabinet et de demander de l'aide montre qu'elles possèdent une bonne dose de courage et de volonté pour aller mieux.

Je ne fais que mettre en lumière leurs extraordinaires capacités à évoluer en les guidant à déterminer leurs objectifs. Chacun passe par son propre chemin.

Cependant, j'ai constaté certains mécanismes récurrents, plus ou moins inconscients et automatiques, verbalisés de différentes façons :

- « Je ne réussis rien, je suis nul(le) ! »
- « Je n'ai que ce que je mérite. »
- « J'aimerais lui ressembler mais je n'ai aucune qualité ! »
- « Les autres sont plus intelligents que moi. »
- « Je suis un zéro, un moins que rien ! »
- « C'est normal que personne ne fasse attention à moi, je ne vaux rien. »
- « Je ne mérite pas (ceci, cela). »

Le côté pervers de ces affirmations, c'est qu'elles ne nécessitent aucun effort pour être intégrées, digérées et répétées à longueur de journée.

Ce livre a pour but de comprendre et de déprogrammer les blocages, non seulement sur le plan psychique (schémas mentaux limitants et émotions exacerbées), mais aussi sur le plan comportemental (habitudes de fonctionnement négatif) et sur le plan corporel (mémoires cellulaires), en agissant au niveau énergétique et physique.

Vous pourrez retrouver la partie de vous non limitée par les expériences de vie, l'éducation, la culture, la religion ou le transgénérationnel. Vous pourrez faire la différence entre « Je suis nul(le) » (identité) et « J'ai fait une erreur » (comportement). En voyant le meilleur en vous, plutôt que le pire, vous pourrez enfin être fier(ère) de vous.

Une méthode originale et inédite

Je vous propose un accompagnement progressif simple et concret, en trois phases, pour sortir du cercle vicieux « nul-échecs-nul ».

Les pratiques proposées ont fait leurs preuves ; il est donc inutile de vous demander si ça va marcher ; ça marche !

La seule vraie question est la suivante : « Quand est-ce que je mets tout ça en place dans ma vie ? » Le reste suivra : ce n'est pas une éventualité mais une réalité.

La seule chose qui vous est demandée pour avoir un résultat, c'est de suivre une « hygiène de lecture et d'action » :

- 1. Être observateur pour comprendre la programmation « Je me trouve nul(le) ».
- 2. Être acteur pour découvrir des outils pour se déprogrammer.
- 3. Être observaCteur (agir en Conscience[1]) au quotidien pour se reprogrammer à être fier de soi.

À la fin de certains paragraphes ou chapitres, vous trouverez des tableaux d'auto-observation ou « d'auto-diagnostic » à compléter.

À la fin de chacune des trois grandes parties de ce livre, vous trouverez :

- une carte mentale ou Mind Map® qui se lit dans le sens des aiguilles d'une montre, en commençant en haut, à droite.
  Elle vous permettra d'avoir à la fois une vue globale et en détail, de l'ensemble des concepts présentés lors de cette semaine-là. Vous pourrez valider leur acquisition en cochant les cases correspondantes.
- Un bilan récapitulatif avec un système de curseurs, pour déterminer le degré d'implication dans votre vie des différents outils et notions proposés, ainsi que l'évolution de votre position entre « nullité » et « fierté ».

---

1. Certaines occurences des mots « Conscience », ou « Conscience supérieure », sont écrites avec une majuscule lorsqu'elles sont en lien avec les informations que nous recevons, avec notre intuition et que nous sommes connectés à quelque chose qui nous dépasse (l'univers, le tout, la nature). Alors que la « petite conscience » correspond aux informations provenant de nos sens et de nos ressentis internes.

Le rituel

Un like par jour pour être fier de soi

Plein de petits strokes (ou likes) pour être fier de soi.

« Stroke » est un terme issu de l'analyse transaction-nelle qui signifie « signe de reconnaissance ». Il signi-fie symboliquement « caresse » dans le sens positif et « coup » dans le sens négatif.

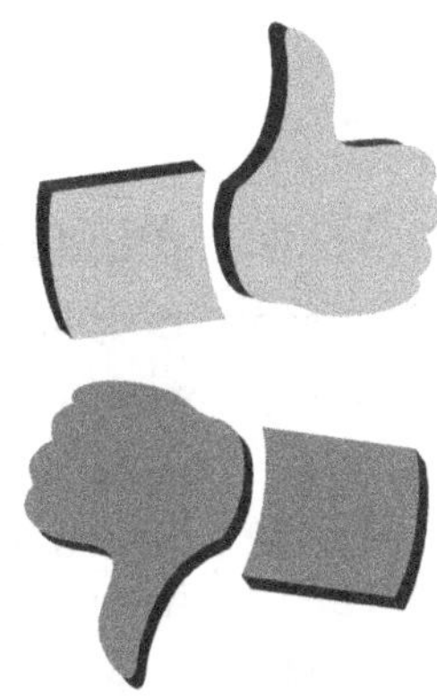

La plupart de nos échanges sont des strokes qui sont des intentions que nous manifestons aux autres ou à nous-mêmes.

À la recherche « d'être fier de soi », les strokes positifs sont des petites marches assez faciles à grimper mais fortement efficaces. Elles repré-sentent des engagements à agir dans un domaine spécifique, toujours positif afin de faire remonter notre cote personnelle.

Ils ne dépendent que de nous et commencent toujours par « Aujourd'hui, je [...] ». Une fois ce stroke effectué, on ne peut qu'être fier de soi.

De plus, l'inconscient enregistre peu à peu le fait qu'on est capable de réussir, même des toutes petites choses. Il modifie alors notre façon de penser et commence à faire émerger l'idée qu'on n'est pas si nul que ça, voire qu'on peut être fier de soi.

Sur Facebook, on « like » ce qu'on aime bien, alors pourquoi ne pas « s'auto-liker » régulièrement au cours de la lecture de ce livre en prati-quant une action dont on peut être fier ? Chaque « like » constituera un acte de fierté pour vous rapprocher de votre but : « être fier de vous ».

Une application pratique et concrète à faire chaque jour. Pour ne pas l'oublier, une petite icône spécifique l'accompagnera.

Je les ai placées dans un certain ordre au fil des pages, mais libre à vous de les appliquer dans un autre ordre, qui vous conviendrait mieux. L'essentiel est qu'au cours des trois semaines où vous apprendrez à arrêter de vous trou-ver nul (le), chaque jour, vous choisissiez un like.

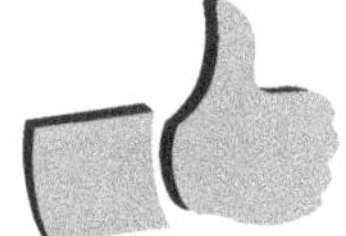

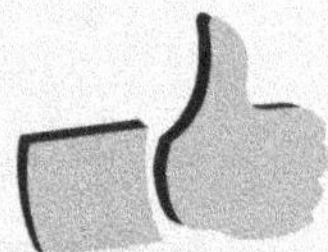

Mon like du jour

1. Ma gratitude du jour : Aujourd'hui je remercie la vie pour [...].

2. Mon compliment du jour : Aujourd'hui, je me suis trouvé(e) [...].

3. Ma fierté du jour : Aujourd'hui, je me félicite pour [...].

4. Ma douceur du jour : Aujourd'hui, je me serre dans mes bras ou je me caresse le visage ou je m'embrasse les mains avec tendresse, amour et reconnaissance.

5. Mon renoncement du jour : Aujourd'hui, je lâche ma vieille habitude de [...].

6. Mon autopardon du jour : Aujourd'hui, je me pardonne de [...].

7. Ma satisfaction du jour : Aujourd'hui, j'ai fait de mon mieux pour [...].

8. Ma curiosité du jour : Aujourd'hui, j'ouvre ma Conscience à un nouveau sujet.

9. Mon engagement du jour : Aujourd'hui, je m'engage à [...].

10. Mon challenge du jour : Aujourd'hui, je réalise une action qui me semble habituellement impossible.

11. Ma lettre d'amour du jour : Aujourd'hui, je m'écris une petite lettre d'amour et je me la lis avant de m'endormir.

12. Ma récompense du jour : Aujourd'hui, je m'octroie un tout petit cadeau (une fleur, un carré de chocolat, un livre), en me félicitant d'être qui je suis.

13. Mon coup de baguette magique du jour : Aujourd'hui, je souhaite [...] et j'envoie ma demande à l'Univers.

14. Mon mudrâ du jour : Aujourd'hui, je choisis un mudrâ dans la liste des mudrâs et je le réalise dix fois dans la journée.

15. Mon bilan du jour : Aujourd'hui, j'ai réussi [...], hier j'ai réussi [...] et demain je réussirai [...].

16. Ma folie du jour : Aujourd'hui, je m'autorise une chose que je ne me permets jamais alors que j'en ai super envie.

17. Ma BA du jour : Aujourd'hui, je rends service à quelqu'un de manière désintéressée.

18. Ma déprogrammation-reprogrammation du jour : Aujourd'hui, je transforme en Conscience un de mes défauts en point d'amélioration, c'est-à-dire que je trouve le point positif ou la qualité de mon défaut.

19. Ma sérendipité du jour : Aujourd'hui, je choisis un mot-clé de ce chapitre et je fais de la sérendipité sur Internet.

20. Ma pensée d'amour du jour : Aujourd'hui j'envoie une pensée d'amour à [...].

21. Mon mantra du jour : Je suis quelqu'un de bien, je m'aime et je m'accepte *ou* Je suis quelqu'un de bien, je m'aime et je me pardonne.

La force des neurosciences

Plusieurs outils proposés dans ce livre, agissant sur le corps et sur l'esprit, sont issus des traditions les plus anciennes et en lien avec les récentes découvertes en neurosciences.

C'est pourquoi j'ai demandé au Dr Yann Rougier, qui a préfacé cet ouvrage, de présenter les neurosciences. Passionné de psychobiologie et de neurobiologie, il a créé en 2009 le programme pluridisciplinaire de Delta-médecine. Il est le coordinateur scientifique de la Whealth Found (neurosciences appliquées aux maladies chroniques dégénératives ; site professionnel et grand public : www.delta-medecine.org). Il est l'auteur du best-seller sur les neurosciences appliquées *Se programmer pour guérir*, paru aux éditions Albin Michel.

Les neurosciences, d'où ça vient ?

Le terme de « neurosciences » apparaît dans la langue anglaise à la fin des années 1960 pour désigner la branche de la neurologie qui s'intéresse à l'étude du système nerveux du point de vue électrophysiologique (études des signaux électriques en correspondance avec les fonctions cérébrales). Le terme sera pérennisé grâce aux travaux de deux prix Nobel : David Hubel et Torsten Wiesel. Aujourd'hui, c'est un domaine médical de la recherche universitaire et hospitalière fortement médiatisé depuis les années 2000 grâce à une vision plus globale de l'être humain : la mise en évidence des liens étroits, décrits scientifiquement entre le corps (système immunitaire et système hormonal), l'esprit et les émotions. Cela donnera naissance à la moderne psycho-neuro-endocrino-immunologie...

Les neurosciences, qu'est-ce que c'est ?

Comme vous le constatez on parle de la cardiologie, de la dermatologie, la rhumatologie, des neurosciences, pour exprimer la vocation pluridisciplinaire de cette voie de recherche. En effet, les neurosciences regroupent l'ensemble des spécialités ayant un lien avec l'étude du fonctionnement du système nerveux dans sa globalité : cerveau, moelle épinière, nerfs, organes des sens, système nerveux autonome (« homéostasie »). Citons principalement la neurologie, la neurophysiologie, la neuroradiologie, la psychobiologie, la neuropsychiatrie et les sciences de la cognition.

À aider beaucoup de gens, médicalement, socialement, nerveusement, moralement…

Le plus grand apport des neurosciences est un « élargissement » de tous les espaces diagnostiques et thérapeutiques classiques.

Si les hyper-spécialités médicales « fragmentent » l'homme en unités fonctionnelles de plus en plus petites (et en dessous d'un certain seuil, sans lien direct avec l'humain), les neurosciences décrivent scientifiquement le schéma cohérent d'un homme plus global où le corps, l'esprit et les émotions sont en interaction permanente.

Cette description est résumée par la vision de base de toutes les neurosciences : l'homme global à travers les cinq facteurs du vivant.

Platon l'avait intuitivement formulé : « La partie ne peut pas aller bien lorsque le tout ne va pas. » Et ce tout, c'est le vivant : pour nos « patients », du vivant humain, un corps, un mental et un moral, indissociablement liés.

Et tout ce qui est vivant et humain respecte la loi des cinq facteurs du vivant. Tout ce qui est vivant respire, se nourrit, se protège, pense (grâce au support du système cérébral et nerveux) et ressent des émotions (grâce aux connexions subtiles de l'inné et de l'acquis sur le « support-arbitre » de notre personnalité en mouvement). C'est aussi la codification plus synthétique des Anglo-Saxons avec leurs « *five-I-factors* (*I breathe, I eat, I protect, I think, I feel, therefore, I am !*). Soit : « Je respire, je me nourris, je me protège, je pense, je ressens et cela me rend pleinement vivant ! »

Toutes les maladies et les mal-être physiques ou psychiques peuvent donc être analysés à la lumière de ces cinq facteurs du vivant. Bien sûr, plusieurs approches thérapeutiques seront alors proposées pour soigner, non plus la maladie, mais l'homme malade.

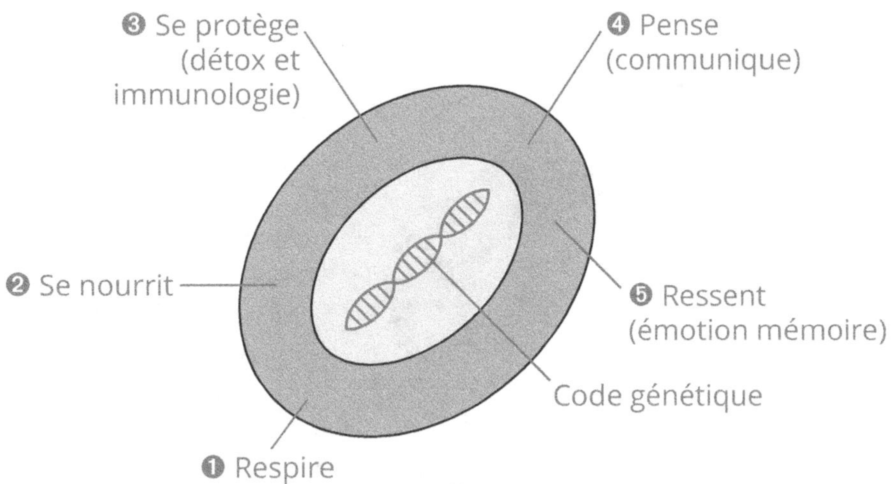

Les cinq facteurs du vivant

Les neurosciences appliquées : des outils-bonheur

À partir de la meilleure maîtrise des relations entre corps et esprit et en validation des protocoles de recherche à partir des cinq facteurs du vivant, il a été possible de développer des outils de santé adaptés à notre quotidien, des outils bien-être, des outils-bonheur !

Ces exercices sont validés scientifiquement à partir d'examens de contrôle IRM (imagerie par résonance magnétique) ou EEG (électroencéphalographie) ou bio-feedback...

Certains de ces outils peuvent ressembler à des techniques de relaxation, de méditation, de yoga, de taï-chi ou à des exercices liés à de nombreuses médecines traditionnelles.

Toutes les civilisations millénaires ont développé à force d'intuition et d'expérimentation, des mouvements et des exercices de respiration, de visualisation au service de la prévention de la santé physique, mentale, et psychique de leurs peuples. Souvent nous les redécouvrons aujourd'hui à travers une validation scientifique qui nous permet de les interpréter en toute éthique et en toute Conscience dans les protocoles hospitaliers.

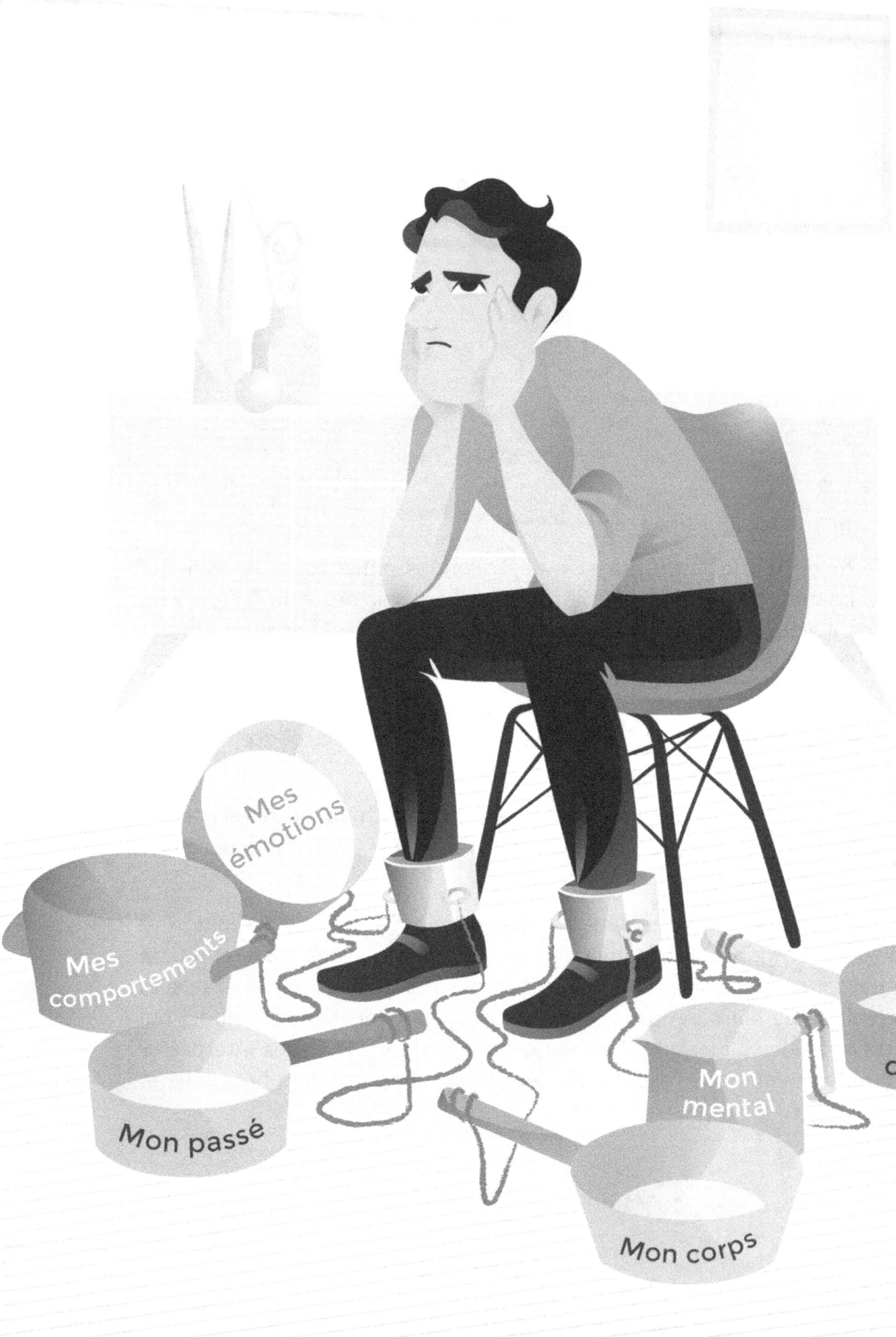

Mes émotions
Mes comportements
Mon passé
Mon mental
Mon corps
Mes diktats

SEMAINE 1

Je suis observateur : programmation

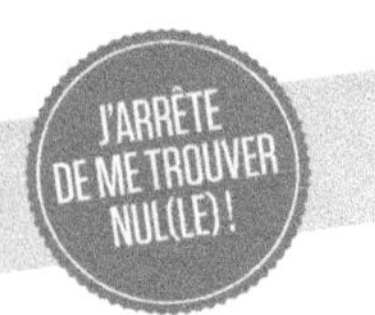

« Surveille tes pensées, elles deviennent des mots.
Surveille tes mots, ils deviennent des actions.
Surveille tes actions, elles deviennent des habitudes.
Surveille tes habitudes, elles deviennent ton caractère.
Surveille ton caractère, il devient ton destin. »

Gandhi

En tant qu'observateur, vous allez découvrir comment vous vous êtes programmé pour vous trouver nul (le masculin l'emportant sur le féminin dans la langue française, j'écris « nul » dans les pages qui suivent, mais il est bien entendu que cela vaut aussi pour vous, mesdames !).

Vous allez découvrir les mécanismes et la persistance de l'intoxication physique, émotionnelle, mentale : le poids du passé et des diktats, les poisons comportementaux, le mental-menteur.

Comprendre, c'est déjà changer, faire une pause, prendre du temps et donc arrêter de lutter. C'est consacrer ses forces à déterminer son objectif plutôt qu'à se battre contre quelque chose qui gagne depuis des années.

CHAPITRE 1
Le jour zéro

Pourquoi un jour zéro ?

Dans le contexte du livre, le zéro représente bien ce que nous pensons être : 0 égal nul.

Il cristallise le rien, le vide, le néant… le terrible 0/20 de notre enfance, les attaques verbales, « T'es un zéro ! », « Elle est nulle ton idée ! », « Retomber à zéro ». Le zéro concrétise dans notre éducation la non-performance, la sanction suprême.

Changeons de code et voyons-le comme le début de quelque chose de positif, de grand et d'immense.

- Mathématiquement, le 0 délimite les nombres positifs (+) des nombres négatifs (–). Il constitue donc le point de passage du moins vers le plus et du plus vers le moins. Mais comme choisir c'est renoncer, nous ne retiendrons que la première version.

- Il est la source, le commencement, le départ d'un nouveau cycle (0…, 1, 2, 3, 4, 5, 6, 7, 8, 9,…0). Avec lui tout est possible puisque tout recommence. C'est le nombre du *reset*, il donne et redonne un élan vers un nouveau départ.

- Symboliquement, il est l'origine primitive de toute chose, il potentialise tout ce qui est en devenir, non encore actualisé. Il devient alors la marque du vide créateur (le fameux vide quantique où tout est potentiel et information).

- Il contient toute la force et l'énergie qui va se créer, un peu comme la graine de l'arbre qui porte en elle tout le potentiel de vie.

- Il a la particularité d'être proche de la forme du cercle ou d'en être un. Il représente alors la plénitude et l'accomplissement. Il devient un réservoir infini d'opportunités et de changements.

- Remettre « les compteurs à zéro », c'est prendre un nouveau départ.
- Le compte à rebours se termine par le 0 qui marque le démarrage, le décollage, le départ, la mise en mouvement.
- Il est synonyme d'absence, mais c'est aussi un point de repère, le seuil de fusion de la glace, le point de départ en géométrie.
- Il a une puissance infinie, car il est l'élément absorbant de la multiplication. Multipliez le nombre infini par 0, si tant est qu'il soit possible de le trouver, et le résultat est 0 !
  (1000000000000000000000000000000000000... × 0 = 0 !)
- Il est unique et n'a pas d'inverse : il rend folles nos calculatrices avec les divisions, un nombre divisé par 0 = erreur !
- Vous retrouverez le 0 dans les plus grandes questions philosophiques et existentielles : les questions sur le rien et l'infini.

Mon jour zéro à moi

Ce livre a représenté un gros travail, je suis heureuse et fière d'avoir pu l'écrire pour vous transmettre le fruit d'années d'expériences de femme, de thérapeute et de formatrice.

En écrivant cet ouvrage, j'ai été mise en résonance intime avec tous les concepts forts (les mots) maniés durant des jours et des jours. Je n'ai pas fait que les chercher, les penser, les contacter, les agencer, les faire danser dans des phrases...

En réalité, ce sont eux qui ont joué avec moi, c'est leur âme qui a touché la mienne et non pas le contraire. J'ai cru les avoir domptés en les rangeant proprement dans le livre et qu'ils s'étaient docilement laissé faire. J'étais assez fière de les avoir plutôt bien combinés pour un résultat semblant intéressant pour vous et pour moi aussi, d'ailleurs.

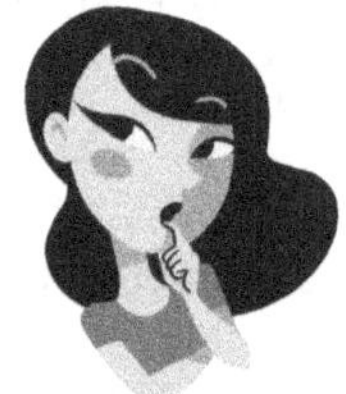

L'âme des mots

Les mots sont des concepts, mais ils portent aussi une énergie incroyable qui va bien au-delà de leur signification apparente.

Le chercheur japonais Masaru Emoto a fait des expériences sur les incroyables facultés de l'eau.

> Grâce à un procédé très précis de cristallisation rapide, il a pu déterminer, selon l'apparence des cristaux, qu'elle enregistre toutes les informations de ce avec quoi elle entre en contact, que ce soit de la matière, des sons, des mots et même des pensées.
>
> Concernant les mots, qu'ils soient écrits ou dits, quelle que soit la langue, la forme et la taille des cristaux restent pratiquement les mêmes pour un terme donné.
>
> Il explique que ce n'est pas la vibration sonore de celui-ci qui laisse sa trace dans l'eau mais son « âme ». Les Japonais parlent de « l'âme du mot ». C'est sa signification profonde, ce à quoi il se rapporte, ce qu'il porte et toutes les réactions qu'il a engendrées, depuis qu'il existe, comme un archétype ou un égrégore dont l'influence touche une majorité de personnes à peu près de la même façon.

Je pensais bien maîtriser les messages forts à vous faire passer.

En réalité, j'ai été impactée de plein fouet par presque tous les concepts que je vous avais présentés comme étant des pivots pour parvenir à être fier de soi.

Avec le recul, il a été clair que les mots que j'avais sagement écrits, avaient chanté leur hymne personnel. Ils ont crié pour être entendus vraiment puis ils se sont mis à résonner en moi et à faire vibrer toutes mes cellules à leur fréquence à eux.

Mais bien sûr, au début, impossible de faire le rapprochement. Ce n'était qu'un hasard suivi d'un deuxième hasard puis d'un troisième… Je me suis retrouvée à vivre dans mes tripes, en accéléré, ce qui avait été « judicieusement » élaboré dans ma tête et écrit avec le bout de mes doigts, durant des mois.

Je me suis tout pris en pleine figure.

Au cœur de moi-même, j'ai été touchée par les « mots-lutins » du chapitre « Je change » venus me narguer, comme pour me signifier que je n'étais pas aussi connectée à ma Conscience que je le pensais. Tout y est passé, j'ai été en prise avec le discernement, la confiance, la différence entre faire et être mais aussi parfois, avec la culpabilité et la honte qui m'ont d'ailleurs poussée à redéfinir clairement leur différence, dans le chapitre sur les émotions. Il a fallu recontacter en urgence le lâcher-prise, l'acceptation, la transmutation, la patience et l'engagement pour recouvrer la sérénité.

Difficile ? Oui, mais quelle avancée fulgurante au niveau de mon développement personnel malgré et, en plus, de tout le travail sur moi que j'avais déjà fait auparavant.

Que s'est-il passé ?

Il est clair que l'élément déclencheur a été le fait de devoir parler de ma propre expérience du sentiment de nullité, dans le préambule.

Cela m'a-t-il permis d'évacuer encore davantage les vestiges d'un passé enfoui profondément, pour que la souffrance de mes blessures d'enfance remonte à la surface au lieu de se pétrifier peu à peu, m'empêchant d'évoluer ?

Est-ce parce que le mental avait pris le pouvoir durant cette année d'écriture, laissant moins de place aux émotions, aux ressentis et bloquant partiellement la connexion à ma Conscience, à mon âme ?

Est-ce pour me faire réaliser que le sens d'un mot ne correspond pas forcément à la signification qu'on lui attribue et que sa portée est bien plus grande qu'on ne peut l'imaginer ?

Sûrement un peu de tout ça et bien plus encore…

J'ai pris le parti de vous parler de cette expérience forte afin qu'à votre tour, vous puissiez comprendre qu'il est fondamental de vous connecter vraiment à votre Conscience pour évoluer et déployer vos ailes.

Vous allez suivre un parcours bien établi, avec des pistes, des outils et une méthode pour y parvenir.

Votre jour zéro : la veille du jour où tout ira mieux

Avant tout, je vous propose de faire confiance aux mots et aux notions que vous allez côtoyer dans ce livre : ils sauront vous parler, au plus profond de vous, au cœur de vos cellules, de vos neurones, en utilisant la voie vibratoire pour vous faire avancer, comme ils l'ont fait pour moi.

Laissez-vous porter en confiance, tout en restant vigilant pour rester en mouvement.

Ça sera comme un voyage à vélo électrique vers votre but : il faudra pédaler pour que l'assistance se déclenche.

Avant de partir pour ce « tour de soi en trois semaines », n'oubliez pas de consulter la check-list suivante pour ne rien oublier et voyager dans les meilleures conditions :

- Considérez qu'à partir de maintenant, même si vous ne savez pas encore quoi, quelque chose va changer.
- Faites confiance, *a priori*, aux techniques et aux exercices proposés. Ils sont issus des domaines scientifiques, thérapeutiques, du coaching et ont fait leurs preuves, mais gardez votre libre arbitre.
- Décidez, seulement après les avoir expérimentées le temps de la lecture du livre, si les techniques proposées vous conviennent et si vous allez les adopter.
- Lâchez prise durant les différents apprentissages, soyez curieux de tester, d'essayer. Soyez comme un enfant qui découvre le monde.
- Dans tout ce que vous ferez, il n'y aura pas d'échecs, seulement des expériences.
- L'ordre et la progression du livre sont importants. Je vous conseille de les suivre.
- Soyez fier de tous vos pas, petits et grands.
- Tout ce que vous faites pour vous, faites-le aussi pour tous ceux que vous aimez et appréciez.
- Le terme « fier » signifie : je suis à ma place dans ce monde, j'ai quelque chose à y apporter et je contribue à le faire avancer à mon niveau.

Mon rituel

1. Ma gratitude du jour

Aujourd'hui je remercie la vie pour :

. . . .

. . . .

. . . .

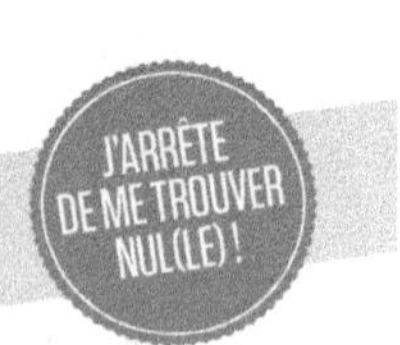

CHAPITRE 2
Comment je me suis programmé(e) à me trouver nul(le)

Le poids de mon passé

Jusqu'à maintenant, vous avez fait de votre mieux. Certes, vous êtes tombé plusieurs fois, mais vous vous êtes relevé autant de fois pour avancer sur votre chemin de vie. Certes vous avez commis des erreurs et des maladresses, mais vous les avez recyclées en expériences qui vous ont fait grandir.

Quoi qu'il en soit, sur le moment, vous avez agi de votre mieux pour faire face. Soit vous avez vaincu ou surmonté les difficultés et cela a augmenté votre confiance en vous… soit vous avez échoué et cela l'a diminuée.

Le problème c'est que très souvent, un échec blesse l'image de soi : on devient cet échec, on devient ce qu'on a fait ou ce qu'on n'a pas fait.

Le développement de la confiance en soi est assez pragmatique, il est expérientiel. Il s'acquiert au cours de l'enfance et des expériences de vie avec les essais/erreurs successifs. Si nous avons la chance d'être encouragés dans nos efforts, les possibilités de réussite sont augmentées.

Mais l'estime de soi est beaucoup plus subtile. Elle dépend en partie de l'héritage transgénérationnel puis parental et de la façon dont nos parents nous ont valorisés, dévalorisés ou ignorés.

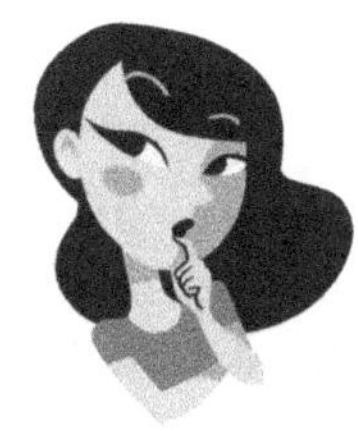

Le mode « comparatif » *versus* « expérientiel »

À l'époque de la lutte pour la survie, le mode « comparatif », associé au mode « expérientiel », nous permettait de trouver la juste réaction face à un problème donné mettant en jeu notre survie.

Ce système de défense très primitif est resté inscrit en nous, dans notre cerveau reptilien, car il est très utile en cas de danger important, mais il n'est pas adapté à des situations plus « légères » et notamment celles qui nous renseignent sur notre valeur propre en termes personnels, professionnels, relationnels…

Le mode comparatif est lié à ce qu'on estime valoir donc à l'estime de soi et le mode expérientiel est lié à ce qu'on a vécu, réussi ou raté, donc à la confiance en soi.

Mais il arrive aussi que les deux soient entremêlées : l'estime de soi est si faible que l'on est persuadé qu'on est incapable de faire quoi que ce soit de bien et vice-versa, après maints échecs, la confiance en soi a tellement diminué qu'on a tendance à se trouver nul donc notre estime de soi perd de nombreux points.

Les sources de mon insécurité

Le transgénérationnel

De nos parents et de nos ancêtres, nous héritons de modes de fonctionnement, de pensées limitantes ou de potentiels constructifs.

Nos façons de penser, de fonctionner, d'imaginer ce que nous valons ou ce que nous sommes capables de faire déterminent l'estime de soi ou la confiance en soi.

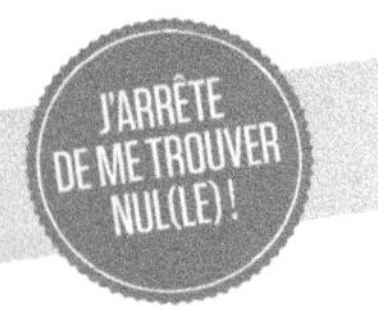
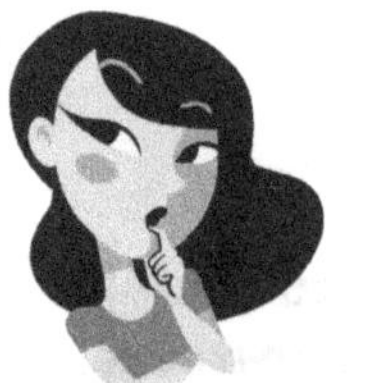

Notre ADN, mémoire de l'humanité et du big bang

Des chercheurs ont découvert que dans l'ADN qui est transmis par les gènes, il n'y a que 4 % qui codent les protéines du vivant, c'est-à-dire ce qui nous permet d'hériter du nez et de la couleur des cheveux de Papa, de la bouche et des jolis yeux de Maman, de la corpulence de Grand-Père, de la fragilité vasculaire de l'arrière-grand-tante maternelle, etc.

Les 96 % restants ont longtemps été considérés comme mystérieusement inutiles, à tel point qu'on a baptisé cette immense partie de l'ADN, « l'ADN fantôme » ou même pire, « l'ADN poubelle »… Comme si le Créateur, la vie, la nature, peu importe comment on l'appelle, avait fait un élément aussi important, fondamental et essentiel que l'ADN avec 96 % qui ne servent à rien… Aucun intérêt !

En réalité, depuis quelques années, on s'est aperçu que ces 96 % de l'ADN codaient non pas de la matière (comme les 4 % reconnus, ex-uniques vedettes du vivant) mais de l'information et pas n'importe quelle information : dans notre ADN, est inscrit tout ce qui concerne nos deux lignées, maternelle et paternelle (aussi bien au niveau physique et physiologique mais aussi au niveau émotionnel et comportemental et des schémas de pensées freinants ou constructifs), toutes les informations de l'humanité, tout ce qui concerne le monde animal en termes d'évolution et de fonctionnement, mammifères, oiseaux, reptiles, amphibiens, poissons… et même du monde végétal, du monde minéral, du monde des bactéries et de tout ce qui s'est passé depuis le big bang…

Autrement dit, dans nos gènes, toute l'information depuis le big bang est inscrite. Profondément, inconsciemment nous sommes « au courant » de tout ce qui s'est passé depuis ce moment-là.

Vous en êtes là où vous en êtes, ici et maintenant, avec vos fardeaux, vos faiblesses, vos comportements personnels, constructifs ou limitants, votre personnalité, avec votre lot de certitudes et de craintes…

- Qui est le chaînon entre vos ascendants et vos descendants, entre vos ancêtres et vos enfants ? C'est VOUS.
- Quelle est la personne la mieux placée pour stopper la transmission des informations erronées, de ces bugs du passé ? C'est VOUS.
- Quelle est celle qui peut dire « Stop » au lieu de se positionner en victime du passé, de son éducation, des schémas limitants mis en place dans la lignée maternelle ou dans la lignée paternelle ? C'est VOUS.

- Qui peut, en Conscience, arrêter de ruminer le passé, de maudire ceux qui vous ont conçu, avec les « ingrédients » et les « recettes » qu'ils possédaient et les méthodes d'éducation inadaptées ? C'est VOUS.
- Quelle est la personne qui peut le mieux élaborer son futur malgré son passé ? C'est VOUS.

C'est à la fois grisant et stressant de porter cette responsabilité de pouvoir changer les effets du passé sur le futur, mais quelle mission !

Cela signifie que, même si vous n'avez pas le courage de le faire pour vous-même, faites-le pour libérer vos enfants, petits-enfants et les générations à venir.

Vous pouvez, et même vous devez, briser la chaîne des modes de fonctionnement erronés qui ont amené toute la lignée à manquer de confiance en soi et/ou à avoir une faible estime de soi.

Sébastien, « être nul en héritage »

Sébastien, un petit garçon de 8 ans que j'accompagnais, se sentait nul depuis plusieurs années. Il répétait régulièrement : « De toute façon, je suis nul. » Il n'avait pas du tout confiance en lui : il ratait ce qu'il entreprenait et ne pouvait se lancer dans de nouveaux projets, tellement il était sûr qu'il allait échouer.

Je lui explique que, grâce à nos gènes et à notre ADN, nous pouvons hériter de nos parents et de nos ancêtres notre apparence physique (couleur de nos yeux ou des cheveux), nos facultés (musique, mathématiques...) mais aussi de leurs façons de penser ou d'agir (peur de rater ou confiance en soi...).

Je lui explique que le fait qu'il se trouve nul ne lui appartient pas, mais que ça vient peut-être d'un de ses ancêtres qui a dû commettre un acte dont il n'était pas fier. Par le biais de phénomènes qu'on ne peut pas encore expliquer, il a hérité de ce message qui s'est inscrit dans son inconscient et qui résonne en lui comme une émission de radio parasite. Mais ce n'est pas lui qui est nul.

.../...

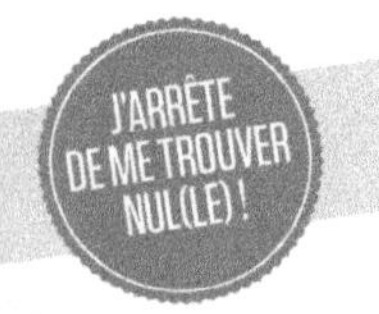

C'est comme s'il était branché, sans le vouloir, sur « radio échec » qui diffuse dans sa tête, en boucle, une petite voix qui lui dit : « Tu es nul. » En effet, il me confirme qu'il l'entend très souvent.

Je lui explique qu'on peut déprogrammer cela et lui demande son accord. Puis je pratique un shiatsu spécifique sur certains méridiens qui agissent sur le transgénérationnel.

Et deux semaines après, j'ai reçu une photo de lui sur la première marche du podium, en tenue de judo. Ce n'était que le début de la récolte des graines de confiance en soi qu'on avait semées ensemble.

L'éducation

« Tais-toi, les enfants n'ont rien d'intéressant à dire », « Tu es nul », « Tu es un bon à rien », « Décidément, tu n'arriveras jamais à rien », « Tu le fais exprès ou quoi ? », « Tu n'as pas honte ? », « Ton frère réussit bien, lui », « Décidément, tu es comme ta mère », « Va dans ta chambre, tu es méchant »...

Ces phrases n'ont pas été forcément dites intentionnellement pour blesser l'enfant. Malgré tout, elles peuvent avoir eu un très fort impact sur son estime et sa confiance en lui. Il n'avait pas le discernement nécessaire pour faire la part des choses entre ce qui est exprimé et ce qui est réel. Pour un enfant, les parents ont « toujours raison », s'ils le disent, c'est que c'est vrai. Du coup, il va bâtir toute sa vie sur le postulat qu'il ne vaut rien ou bien peu de chose et agir en conséquence. Il a été programmé pour rater et/ou pour être un « moins que rien ».

Il ne va pas oser aller de l'avant ni faire des choses qui lui semblent difficiles, il ne va pas être motivé pour réussir, mais plutôt être convaincu qu'il va échouer.

Généralement, les parents qui dénigrent leurs enfants ont, eux aussi, été dénigrés par leurs propres parents.

Carlos ou la reproduction d'un schéma parental

Carlos se fait régulièrement houspiller et traiter de bon à rien par son père qui lui « met la pression » sans arrêt. Il fait pourtant toujours de son mieux pour l'aider à bricoler dans sa maison tous les week-ends. Il finit par perdre confiance en lui et par se sentir nul.

Il explique : « C'est comme si une guêpe me tournait tout le temps autour : je ne suis jamais tranquille, je suis obligé d'être en permanence sur le qui-vive car il peut me piquer à tout instant. Alors, j'arrive moins bien à me concentrer et je fais des bourdes. Du coup il m'envoie encore plus de piques et ça devient un cercle vicieux. »

Il parle ensuite de son petit garçon de 9 ans : « Quand j'arrive à la maison vers 18 heures, il est devant la télé ou un jeu vidéo au lieu de faire ses devoirs. Ça a le don de m'énerver et, à chaque fois, je lui crie dessus en lui disant qu'il est nul et que ce n'est pas comme ça qu'il va réussir l'école… En général, il se fâche aussi et la soirée commence mal. Dernièrement, il m'a dit : « Mais Papa, ce n'est pas si grave puisque je fais bien mon travail, même si je le fais plus tard dans la soirée et en plus, j'ai des bonnes notes. »

J'ai réalisé que je reproduisais sur mon fils ce que mon père me faisait, donc que j'étais sa guêpe à lui et que ce n'était pas cool. »

Les codes socioculturels et religieux

Nous avons, inscrites en nous, certaines règles héritées de notre culture et de notre environnement.

- Socialement : nous appartenons à une communauté rurale ou citadine, ouvrière ou cadre, politiquement d'un bord ou de l'autre…

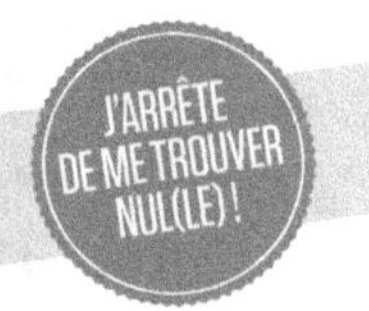

- Culturellement : nous avons plus ou moins accès à différents domaines d'enrichissement personnel comme la littérature, la musique, la peinture, le théâtre, le cinéma, la philosophie, la psychologie…
- Religieusement : nous héritons de codes et de dogmes selon les croyances inhérentes à notre religion (ou à sa non-appartenance si nous ne sommes pas croyants).

Notre penchant naturel pour l'autodévalorisation peut venir de certains schémas de pensée inscrits en nous sous l'impact des croyances ou certitudes issues de ces différents domaines. Ils peuvent se formuler ainsi :

- « Je n'ai pas le droit de dire que je suis quelqu'un de bien ni que je réussis dans ce que je fais sinon, je serai considéré comme quelqu'un qui se la joue, comme un crâneur, un m'as-tu-vu. »
- « Je ne mérite pas de réussir ou d'être bien vu sous prétexte que je n'ai pas toujours été parfait ou que j'ai même parfois pu faire du mal à quelqu'un. »
- « Je dois payer, c'est normal. »
- « Je dois m'occuper des autres et m'oublier. »
- « Même si ça va bien pour moi maintenant, ça ne durera pas. »
- « Ceux qui réussissent sont des profiteurs, des arnaqueurs. »
- « Ceux qui en bavent sont des courageux, ils ont du mérite. »

Les expériences de vie

Notre organisme est parfaitement intelligent, il est capable d'analyser exactement tous les paramètres associés à n'importe quel fait et ce, d'autant plus que celui-ci crée une perturbation physique, psychique ou émotionnelle, qu'elle soit négative ou positive.

Ce mécanisme se retrouve pour un événement joyeux, comme pour une épreuve : coup de foudre, demande en mariage, naissance d'un enfant, séparation, deuil, réussite ou échec à un examen, expérience mystique…

Si un certain nombre de ces paramètres ressurgissent en même temps, nous estimerons que statistiquement, il y a de grandes chances (ou de forts risques) que « ça » recommence, et nous saurons alors comment faire face à « ça ». Pas d'effet de surprise.

Il s'agit d'un moyen de défense instinctif pour être prêt à affronter quelque chose de nouveau qui pourrait se présenter à nous ultérieurement, en le rapprochant au maximum de ce que nous connaissons déjà.

Nous sommes connectés en permanence à ce qui constitue un système de référence qui s'accroît au fur et à mesure de nos expériences.

À chaque fois qu'il se passe quelque chose dans votre vie, que ce soit anodin ou important, vous croyez réagir avec lucidité mais, en réalité, vous êtes juste allé « scanner » à toute vitesse la bibliothèque de vos expériences antérieures et vous y avez puisé l'événement le plus proche de celui qui se produit actuellement.

Émilie ou comment le souvenir d'un échec l'empêche de faire une nouvelle rencontre

Émilie va dîner pour la première fois avec un homme qu'elle a rencontré un mois auparavant lors d'une conférence publique, mais qu'elle n'a pas encore revu. Elle est confiante et pleine d'espoir, parce que tout s'est très bien passé jusque-là : ils n'ont communiqué que par e-mail, par texto et par téléphone, mais ils s'apprécient et se plaisent à tous les niveaux. Elle l'attend sereinement dans le restaurant. Mais, à chaque voiture qui passe dans la rue et ralentit, son cœur se met à battre et, en quelques minutes à peine, elle perd totalement confiance. Elle se sent subitement complètement nulle, sans intérêt, moche et idiote et ça devient tellement insupportable qu'elle décide de partir immédiatement. Elle rentre chez elle en larmes et éprouve un sentiment profond de déception.

Que s'est-il passé ? Une dizaine d'années plus tôt, elle avait rencontré un homme sur Internet et ils s'étaient donné rendez-vous devant un café pour aller prendre un verre ensemble afin de faire connaissance. Arrivée la première, elle attendait l'homme. Quand celui-ci arriva en voiture, il ralentit pour lui dire qu'il allait se garer, ce qui ne l'inquiéta pas... jusqu'à ce qu'il dépasse la place libre quelques mètres plus loin et accélère pour ne jamais revenir.

.../...

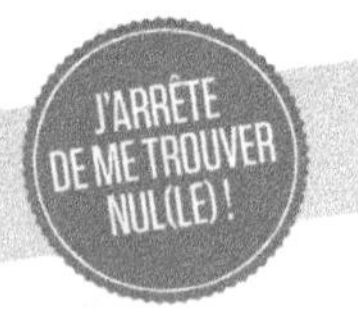

Elle en avait conclu que, puisqu'il n'avait vu qu'une photo de son visage, en la voyant en pied (elle était un peu forte), il l'avait trouvée tellement grosse et moche qu'il s'était sauvé.

Rien qu'en entendant le bruit des voitures ralentir dans la rue, (indice essentiel qu'elle avait enregistré à l'époque), le passé a ressurgi sans crier gare et son mode « fuite » s'est activé pour ne pas avoir à revivre une telle humiliation et une telle souffrance.

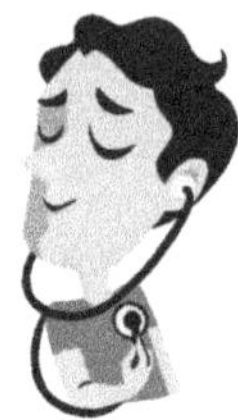

Auto-observation

Les sources de mon insécurité	Ce qui me concerne le plus
Mon transgénérationnel	
Mon éducation	
Mon socioculturel	
Ma religion... ou pas	
Mes expériences de vie	

Mon rituel

2. Mon compliment du jour

Aujourd'hui, je me suis trouvé :

. . . .

. . . .

. . . .

Les poisons de mon quotidien

La culpabilité

Selon le dictionnaire Larousse, la culpabilité est :

- l'état de quelqu'un qui est coupable d'une infraction ou d'une faute ;
- le sentiment de faute ressenti par un sujet, que celle-ci soit réelle ou imaginaire.

La culpabilité amène très souvent celui qui l'éprouve à ne pas se sentir fier de lui, et même à se trouver nul. Cependant, que le ressenti de culpabilité provienne d'une réalité ou de l'imagination ne change rien.

Nul n'est exempt de « fautes » ou d'erreurs, de problèmes que l'on traîne depuis l'enfance, de conflits familiaux, relationnels, professionnels…

Si, en effet, vous êtes partiellement responsable de ce qui est arrivé, il est normal et même sain que vous ayez des remords.

Mais ne vous autolapidez pas trop vite : avant de choisir la taille et la quantité des pierres que vous allez vous jeter dessus, réfléchissez un moment et posez-vous les bonnes questions puis répondez-y franchement de façon lucide :

- Avez-vous réellement fait du mal ou mal agi ?
- N'avez-vous pas mis seulement la barre trop haut ?
- N'avez-vous pas fait de votre mieux ?
- Étiez-vous le seul responsable ?
- Si oui, l'avez-vous fait intentionnellement ou volontairement ?
- Est-ce que c'était fait spontanément et « gratuitement » pour nuire ?
- N'était-ce pas seulement pour vous défendre d'une agression ?
- Avez-vous juste été maladroit ?

Votre degré de responsabilité varie considérablement selon vos réponses à ces questions : il est évident qu'une maladresse ne vous engage pas autant qu'un acte délibéré de faire du mal.

Il est sain de ressentir de la culpabilité mais pas de l'entretenir, sous peine de se charger d'un poids qui pourrait empêcher d'évoluer et d'avancer dans la vie, voire de s'autopunir.

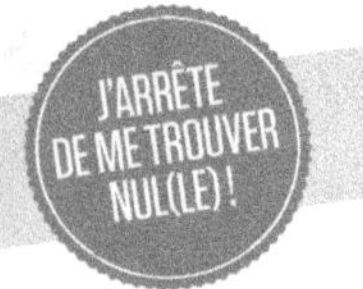

Il existe certains types de dons qui mettent ceux qui les reçoivent dans une position inconfortable, en état de dette pouvant les amener à se dévaloriser.

Un don fastueux ou surdimensionné crée une dette exagérée qu'il sera presque impossible d'apurer.

Le receveur risque d'idéaliser son donateur ou de le détester pour l'avoir pris au piège. Il peut aussi se sentir inférieur ou honteux tant qu'il n'aura pas remboursé. Il se trouve nul.

Un don misérable sous-entend que le receveur ne mérite pas mieux. Il en conclut donc que sa valeur est à l'image de ce qu'il a reçu. Il se trouve nul.

Un don peut être fait de façon altruiste mais aussi pour manipuler (chantage affectif ou professionnel) ou pour asseoir son prestige, pour retenir ou inférioriser l'autre qui se trouve alors nul.

Parfois, le don de soi, qui semble être une parfaite forme de générosité, n'est en réalité qu'une façon de se rendre indispensable. L'autre ne peut plus se passer de son donateur ou pire, n'ose pas s'en séparer sous peine d'être pris pour un ingrat ou une mauvaise personne. Il se trouve nul.

Le don du sauveur semble être fait pour aider l'autre. Le donneur ne fait pas de reproches, il ne demande rien en échange mais il met tout de même le receveur en état de dette en mettant en avant ses sacrifices : « Avec tout ce que j'ai fait pour toi… » Il se transforme bien vite en persécuteur de la pauvre victime qui ne peut que se sentir nulle, qu'elle ait affaire à l'humble donateur ou au méchant créancier.

Quel que soit le type de don, la dette n'est pas obligatoirement de la même nature et elle est parfois disproportionnée.

Elle peut être matérielle ou se présenter sous forme d'affection, de protection, de soutien et d'encouragements, d'aide professionnelle, d'invitations, de services rendus, de présence, de soumission…

Il est certaines dettes qu'on ne peut pas assumer. Cette impossibilité peut être très mal vécue et entraîner angoisse et culpabilité, voire de la dépression si celui envers qui l'on est en dette est une personne chère. De toute façon, on se trouve nul.

Le mérite

Cette notion peut être extrêmement destructrice car elle sous-entend que nous méritons ce qui nous arrive, en bien ou en mal.

Vous pensez peut-être que les autres méritent d'être bien payés, d'avoir une promotion, de rencontrer le partenaire idéal parce qu'ils sont meilleurs que vous ?

En revanche, vous, vous méritez d'échouer, de vivre de mauvaises expériences, de souffrir parce que vous vous trouvez nul ? Du coup, vous restez dans cette situation, persuadé que vous ne pourrez pas vous en sortir. (Vous savez, le fameux « C'est bien fait pour toi, je te l'avais bien dit, tu l'as bien mérité » qu'on vous a certainement servi à maintes reprises.)

Ceux qui se gargarisent d'avoir prévu la triste fin de l'histoire ont presque l'air d'être satisfaits de l'épilogue malheureux : ils avaient donc raison !

Non seulement vous souffrez ou vous êtes pénalisé mais en plus, on insiste sur l'échec et l'on vous blâme d'être pleinement responsable de celui-ci.

Cela vous pousse à faire l'amalgame entre ce que vous faites et ce que vous êtes, entre le faire et l'être.

Toutefois, le mérite n'est pas toujours considéré comme négatif mais comme une récompense. Ainsi :

- les quotas et les bourses au mérite accordées aux meilleurs pour entrer dans les écoles prestigieuses ;
- le « travailler plus pour gagner plus » ;
- les primes accordées à ceux qui ont atteint des objectifs extrêmement élevés ;
- les inégalités concernant les remboursements des soins médicaux pour ceux qui peuvent s'offrir une bonne mutuelle avec leur salaire.

Tout cela induit un esprit de compétition puissant et, de ce fait, une humiliation latente et un sentiment de nullité pour ceux qui n'ont pas pu atteindre les sommets.

La comparaison dépréciative

Nous avons un système de défense bien élaboré qui, à l'époque préhistorique, était fondamental et permettait notre survie : le système « lutte ou fuite ». Lorsqu'un danger se présentait, par exemple un prédateur, notre cerveau analysait à toute vitesse la situation. Comme nous étions très binaires à cette période, il n'y avait que deux solutions :

- soit nous estimions que le prédateur en question était moins gros ou moins fort que nous, alors nous passions à l'attaque pour le vaincre et n'en faire qu'une bouchée (pensions-nous !) ;
- soit nous nous sentions inférieurs à lui (même si ce n'était pas la réalité) et nous prenions nos jambes à notre cou.

Mais parfois, sous l'effet de la surprise et de la peur, notre cerveau (pas encore aussi performant qu'il ne l'est de nos jours) perdait tous ses moyens. Un brouillard opaque l'envahissait : plus aucune réaction, impossible de se battre ou de se sauver. Alors, nous restions là, face au danger, comme paralysés : on appelle ça la sidération.

Aujourd'hui encore, ce type de réaction instinctive se produit, mais pas uniquement pour notre survie : elle peut surgir pour des broutilles sans importance et génère un grand stress.

Parfois, nous avons cru être plus fort et nous nous sommes pris une vraie raclée. Parfois nous avons cru être moins fort et nous avons renoncé. Cette notion de valeur personnelle étant subjective et fondée sur des expériences déjà vécues, nous avons trinqué pour rien.

Soyons lucides : il y a toujours mieux que soi, mais aussi pire que soi.

Tout est relatif : vous obtenez 13/20 à votre évaluation, vous pouvez être fier de vous si la moyenne du groupe est de 10/20 mais en revanche, si elle est de 19/20, votre ego en prend pour son grade.

Vous venez d'être embauché avec un salaire de 1 500 € alors qu'auparavant vous ne gagniez que 1 000 € pour le même travail. Vous estimez alors que vous avez progressé et que vous êtes quelqu'un de bien, quelqu'un de valable… Mais lorsque vous apprenez que tous les autres salariés de votre service sont payés 2 500 € au même échelon et avec la même ancienneté, votre estime de vous en prend un coup.

Le psychosociologue Léon Festinger a été le premier à théoriser le phénomène social de la comparaison, en 1954.

Socialement, la comparaison est un mécanisme psychologique fondamental. Il consiste en l'estimation de sa propre valeur et l'envie de ressembler à certains ou de se démarquer des autres.

Se comparer aux autres permet de se positionner par rapport à autrui, non par curiosité intellectuelle, mais pour améliorer, retrouver ou préserver l'estime de soi et la confiance en soi.

Si l'on a suffisamment de foi en soi, de volonté et de force de caractère, se comparer à des gens qu'on admire ou qu'on pense supérieurs à soi (comparaison ascendante) peut faire évoluer grâce à l'ambition ou au désir de progresser en prenant pour modèles ces « *winners* ».

Si vous lisez ce livre, il se peut que votre vie et/ou votre enfance vous aient fragilisé donc, vous comparer aux « meilleurs que vous », selon vous, risque de vous conforter dans l'idée que vous êtes nul.

Contrairement à la plupart des gens, ce qu'on pourrait appeler la comparaison descendante peut vous nuire aussi : même si vous trouvez plus nul que vous, loin d'être rassuré, vous êtes capable de vous dire que vous allez finir par être comme eux, des « *loosers* ».

Certains d'entre vous ont peut-être même une corde supplémentaire à leur arc : se comparer à eux-mêmes. « Avant j'étais mieux (ou moins pire !) ; je réussissais mieux, j'étais plus jeune, plus joli, plus performant, plus…, moins…, etc. » Parfaite technique d'autodestruction !

L'abandon ou le rejet

L'abandon ou le rejet dont vous avez été victime, ou cru être victime, a inscrit dans vos cellules la culpabilité de ne pas être assez bien et le sentiment de ne rien mériter de bon.

Parfois, l'abandon n'est qu'une absence de cadre durant l'enfance ou l'adolescence. L'enfant n'est pas guidé, il se sent perdu, il ne voit pas de rails sur lesquels glisser vers son avenir. Cela peut partir d'un bon sentiment des parents qui estiment qu'ils lui offrent la liberté de se construire tel qu'il l'entend. Mais tout être en construction a besoin de cadre, de limites et d'interdictions.

Le rejet ou le sentiment de rejet a pu pousser l'enfant à se débrouiller tout seul. Selon sa personnalité, il a pu développer des forces et des qualités constructives pour sa vie ou, au contraire, des faiblesses qui lui donneront toujours le sentiment d'être nul.

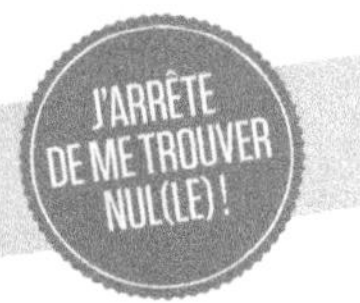

La surprotection

Certains parents de bonne volonté surprotègent leur enfant pour leur éviter de se confronter aux difficultés, aux échecs et aux malheurs. Ils le font par amour, par peur de le voir souffrir, ou en écho à leurs propres angoisses. Le risque est que leur enfant ne soit jamais capable de vivre toutes les épreuves qui se présenteront à lui au cours de sa vie.

Ces parents « qui aiment trop », donnent la main à leur enfant, le devancent, esquivent pour lui les écueils afin de le protéger, mais cela ne lui rend absolument pas service.

Une trop grande protection empêche le jeune de trouver seul les moyens de faire face aux challenges et aux dangers de la vie et le rend « insécure » face à l'avenir. Où aller ? Dans quelle direction ? Va-t-il y arriver tout seul ? Il doute, car il sait que ses parents ou protecteurs ne seront pas toujours là.

Cela augmente aussi sa difficulté à « couper le cordon » et à quitter le nid familial car, à l'extérieur, tout semble difficile, dangereux, tout est flou...

Pour l'instant il ne connaît que bien peu la difficulté, l'effort ou l'échec puisqu'on l'en a préservé durant longtemps. Mais il va se rendre compte tôt ou tard que la vie n'est pas toute rose.

Il est possible que par la suite, il ait terriblement peur de ne pas réussir seul et de ne pas être à la hauteur.

Même Siddhârta, le futur Bouddha, fut terrifié par la réalité de la vie quand il la découvrit, après avoir été surprotégé durant des années...

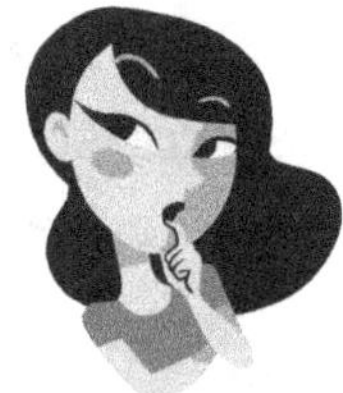

Comment Siddhârta devint Bouddha

La légende du prince Siddhârta raconte qu'il avait toujours été préservé de la vue des vieux, des malades et des morts. Il vivait protégé des dangers, enfermé dans le palais de son père. Un jour, il convainquit son conducteur de char de l'emmener en ville où il connut sa première confrontation au réel : il vit un vieil homme. Interloqué, apeuré, terrifié, il demanda : « Qu'est-ce donc que cela ? » On lui répondit : « C'est un vieil homme. »

Plus tard, il découvrit aussi, pour la première fois, un malade et enfin un mort.

Après plusieurs réponses aux questions qu'il avait posées, il comprit que lui aussi pourrait être malade un jour, deviendrait vieux et mourrait. Il déclara : « À quoi bon la jeunesse, à quoi bon la vitalité, si tout se termine ainsi ? » Le cœur alourdi, il revint au palais et ne fut plus jamais le même. Trop protégé, le choc avait été insurmontable et il ne put continuer à vivre comme il avait vécu jusque-là.

À la recherche d'une explication, de la vérité et de l'éveil, il quitta sa vie de prince pour devenir un *sâdhu* (saint homme), fit l'aumône et se lança dans la voie de la mortification.

Mais ne trouvant toujours pas de réponse, il s'assit à l'ombre d'un grand arbre et déclara qu'il ne bougerait pas de là avant de trouver l'éveil. Jour après jour, il resta assis, contrôlant et purifiant son esprit pour supprimer ses blocages mentaux jusqu'à ce que l'Illumination s'impose à lui. Il devint le Bouddha empreint de plénitude, de sagesse et de compassion.

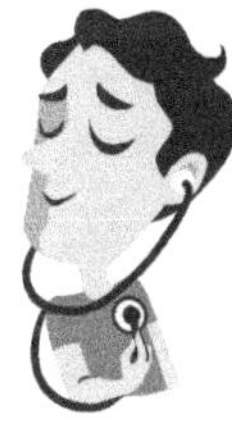

Auto-observation

Les poisons de ma vie	Ce qui me concerne le plus
La culpabilité	
Le don et la dette	
Le mérite	
La comparaison	
L'abandon ou le rejet	
La surprotection	

Mon rituel

3. Ma fierté du jour

Aujourd'hui, je me félicite pour :

. . . .

. . . .

. . . .

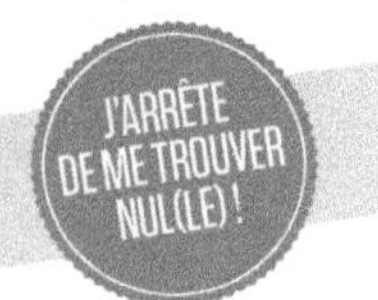

Le passé, voleur de présent, faussaire d'avenir

Je tourne en rond

Le passé est passé et nous ne pouvons pas le changer. Donc, si nous dépensons une quantité considérable d'énergie à ruminer, nous nous épuisons et nous ne pouvons être pleinement ici et maintenant.

C'est comme si nous traînions des boulets à chaque pied, comme des prisonniers : impossible d'avancer de façon fluide ou de courir vers un futur qui nous enthousiasmerait. Nous ne sommes pas ouverts aux opportunités, nous ne pouvons les voir et encore moins les saisir.

Je m'autodévalue

La dévaluation est la diminution volontaire de la valeur officielle de la monnaie nationale par rapport à un étalon de référence et aux monnaies étrangères.

Et voici quelques synonymes : dépréciation, dévalorisation (perte d'efficacité, de prestige).

En adaptant cette définition à celui qui se trouve nul, on comprend qu'une mauvaise estime de soi provient de la comparaison à une personne ou à une situation de référence.

Cela entraîne une diminution de sa valeur (estime de soi) et de ses capacités (confiance en soi).

Les différents types de nul

Le nul opportuniste

Il se complaît dans l'autodévalorisation pour expliquer ses échecs passés ou anticiper ses échecs futurs. Il s'est étiqueté « bon à rien », comme s'il ne pouvait rien y faire.

Il se dédouane de toutes responsabilités et surtout, il s'autorise à ne fournir aucun effort : « À quoi bon ? »

C'est parfois bien pratique de dire qu'on se trouve nul, ainsi il n'est pas nécessaire d'essayer de réussir.

On ne risque pas de se retrouver confronté à un nouvel échec, puisqu'on n'essaye même pas.

Sous prétexte d'avoir raté quelque chose, on décrète qu'on ne veut plus jamais le refaire. C'est, somme toute, assez confortable.

Le nul manipulateur

C'est le « faux » nul qui fait exprès de ne pas savoir faire quelque chose (vider le lave-vaisselle en rangeant les assiettes ou les couverts n'importe comment ou se blesser systématiquement en plantant un simple clou, ou faire tomber tous les documents importants en triant les dossiers…) pour qu'on ne lui demande pas de le faire.

Le nul authentique

Il laisse des boulets du passé l'empêcher d'évoluer. Dans ce cas, comment peut-il avancer dans la vie, serein et fier de lui ?

Il active une autodévaluation qu'il nourrit et entretient avec les trois poisons puissants que sont la culpabilité, le principe du don et de la dette et la notion de mérite avec l'obligation de compétition associée.

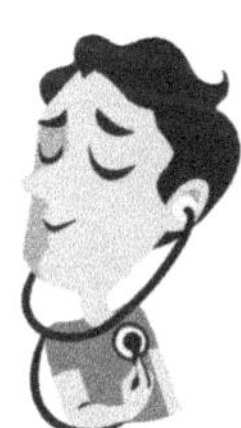

Auto-observation

Passé-présent-futur	Ce qui me concerne le plus	
Je tourne en rond		
Je m'autodévalue		
Quel nul suis-je ?	Le nul opportuniste	
	Le nul manipulateur	
	Le nul authentique	

L'impact de mes diktats

Les diktats de la doctrine

La doctrine est en général considérée comme une vérité – puisque officiellement définie et enseignée par une Église, une institution, l'éducation – et vécue comme une injonction…

L'éducation religieuse et socioculturelle nous impose des règles de fonctionnement fondées sur une doctrine qui n'est pas ou plus forcément d'actualité car le monde évolue sans cesse. Mais la plupart d'entre nous se sentent obligés de la respecter même si elle ne correspond pas à nos valeurs.

Les injonctions que nous nous imposons sont nombreuses et nous limitent dans l'atteinte de nos objectifs de vie.

Parmi celles-ci, deux sont particulièrement récurrentes et présentes lors de mes entretiens en cabinet : il faut et je dois.

Il ne s'agit pas ici du « Il faut, je dois » lié à une relation hiérarchique dans une entreprise. Si votre patron vous dit : « Vous devez respecter les horaires de travail », ou « Il faut terminer ce dossier pour demain 17 heures », il est bien entendu que vous devez effectivement exécuter la tâche pour laquelle vous êtes rémunéré dans le cadre de votre contrat de travail. Il s'agit là de contraintes admises et nécessaires.

Mais il existe d'autres injonctions que nous nous imposons à nous-mêmes, ou que les autres (ou la doctrine officielle) nous imposent sans avoir été préalablement négociées. Ce sont des diktats. Par exemple :
- on ne doit pas parler d'argent ou de sexe ;
- on doit faire le ménage tous les jours ;
- il faut déjeuner avec la belle-famille tous les dimanches ;
- il faut être discret dans la vie et ne pas se faire remarquer ;
- on ne doit pas dire ce qu'on pense, sinon on s'expose à la moquerie ou au rejet ;
- il faut laisser parler les autres parce que soi-même, on est trop nul…

Tout cela n'est ni bien ni mal en soi, si cela permet de vivre bien et de suivre son chemin de vie. Mais souvent, ces diktats sont des entraves.

Éric, bloqué par ses diktats

« Lors d'une réunion de travail, une idée intéressante m'est venue à l'esprit. Mais je n'ai pas osé l'exprimer parce que je me suis dit : "Qui suis-je, moi, pour confronter mes idées de simple technicien avec celles des chefs de service et du PDG ? Je dois rester à ma place, il ne faut pas que je me fasse remarquer, je me prends pour qui ?" Alors, je n'ai rien dit.

Et pourtant je sentais que j'aurais dû m'exprimer, même si je suis timide et que j'ai peur de parler et d'être questionné en public. Je savais que je n'étais pas en accord avec moi-même et que j'obéissais à des diktats en opposition avec ce que me dictait mon intuition. Mais c'était plus fort que moi.

Un de mes collègues a pris la parole et a annoncé exactement *mon* idée et a été félicité par toute l'équipe.

Quel gâchis... Je me suis trouvé super nul, une fois de plus. »

Je me débarrasse des diktats : je suis hétérodoxe

Hétérodoxe : un mot étrange et peu connu qui pourrait vouloir dire « Retrouve ta liberté d'être en te libérant de tes entraves ».

D'après l'étymologie, hétérodoxe vient du grec *hétéro* (autre) et *doxa* (opinion). Il signifie ce qui s'écarte, ce qui diffère de la doctrine officielle, des dogmes en vigueur, des idées traditionnellement admises, des usages et coutumes ou des diktats...

Son synonyme pourrait être « non-conformiste » et son terme connexe, « dissident ».

L'opposé d'hétérodoxe est beaucoup plus connu (comme par hasard). Il s'agit du mot « orthodoxe », du grec *ortho* (droit) et *doxa* (opinion).

Orthodoxe signifie ce qui est conforme à la doctrine (qu'elle soit scientifique, morale, politique, économique, etc., sans qu'elle soit nécessairement majoritaire).

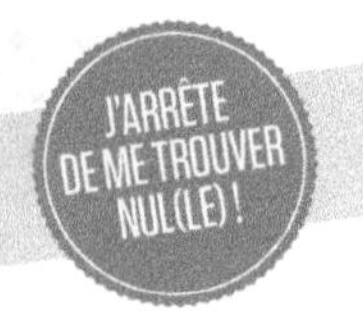

Pour vous libérer de vos entraves, et cesser de vous trouver nul, soyez hétérodoxe.

Pour être hétérodoxe, posez-vous des questions un peu rebelles, provocantes, qui refusent les règles toutes faites que vous avez créées ou que l'on vous a imposées.

Par exemple : « Il faut être discret dans la vie, on doit garder sa place. » Vous devez vous poser les questions suivantes : qui l'a dit ? Qui est ce « on » ? Quelle place faut-il garder ? Dans quel but ? Que se passerait-il si je ne la gardais pas ? Que se passerait-il si je n'étais pas discret ? Cela gênerait qui ? Y a-t-il une loi imposant cette règle ?

Si vous ne pouvez répondre à ces questions par des articles de loi ou grâce à des personnes référentes dans le domaine, alors... *rien* ne vous y oblige !

Critique ou protecteur intérieur ?

Mais, certaines fois, la petite voix intérieure est tellement puissante que cela ne suffit pas. Cette voix vous critique sans cesse, elle est violente, dure et constante. Cette voix, c'est votre critique intérieur, qui, à l'origine, était votre protecteur intérieur vous permettant de rester en accord avec vous-même et avec vos valeurs personnelles. Cependant, au fur et à mesure de votre éducation, des règles imposées mais non suivies, il a réalisé qu'il valait mieux s'y tenir coûte que coûte et obéir sous peine d'être puni ou renié. Donc, pour vous sauver, il vous a forcé à obéir aux diktats : il s'est ainsi métamorphosé peu à peu en persécuteur et vous a transformé en victime de vous-même, des autres et des doctrines officielles.

Alors, en Conscience, cultivez l'hétérodoxie au lieu de l'orthodoxie pour rassurer votre critique intérieur et lui redonner son rôle de protecteur !

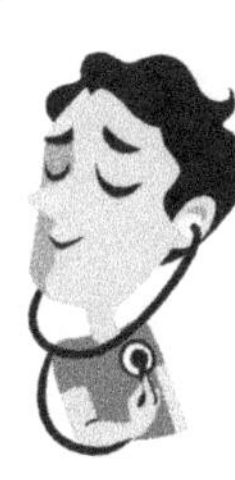

Auto-observation

Mes diktats	Ce qui me concerne le plus	
Je suis plutôt hétérodoxe		
Je suis plutôt orthodoxe		
Quels sont mes diktats favoris ?	1	4
	2	5
	3	6
Critique ou protecteur intérieur ?		

Mon rituel

4. Ma douceur du jour

Aujourd'hui, je me serre dans mes bras ou je me caresse le visage ou je m'embrasse les mains avec tendresse, amour et reconnaissance.

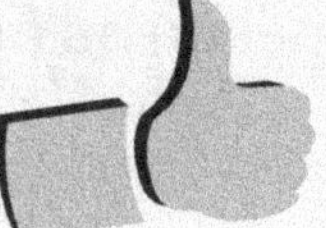

CHAPITRE 3

Pourquoi je continue à me trouver nul(le)

Le mental-menteur

C'est quoi le mental ?

Pour comprendre ce qu'est le mental, prenons la métaphore de l'attelage. L'attelage est l'ensemble constitué par :

- le carrosse (le corps) ;
- le cocher (le mental) ;
- les chevaux (les émotions) ;
- le passager (l'âme ou la conscience) ;
- les « bagages » (transgénérationnel, éducation, codes socioculturels, religion, expériences de vie, poisons du quotidien, diktats...).

C'est le cocher qui conduit l'attelage en fonction du contexte : éléments extérieurs (météo, état des routes, époque, pays, etc.), des règles de conduite (Code de la route) et des bagages embarqués...

Pour emmener le passager à destination, il doit aussi prendre soin des chevaux et les contrôler, et vérifier l'état de fonctionnement du carrosse.

Donc on peut dire que, quand l'attelage roule n'importe comment ou tourne en rond (notamment quand on se trouve nul), c'est que le cocher gère mal un ou plusieurs des éléments de l'ensemble, y compris lui-même.

On se sert de la métaphore du carrosse :

- pour expliquer comment le mental peut prendre le pouvoir et devenir un gros menteur ;
- comprendre pourquoi il faudra changer afin de sortir des ornières.

Par exemple :

- le cocher peut être inattentif, trop rigide ou trop laxiste : c'est le mental qui domine ;
- les chevaux peuvent faire n'importe quoi : les émotions sont inadaptées ;
- le carrosse peut se détériorer : le corps souffre ;
- le passager peut être mécontent et avoir envie de quitter le carrosse : la personne n'est plus en Conscience ou n'est plus reliée à son âme ;
- les bagages peuvent être trop lourds ou mal arrimés donc déséquilibrer ou ralentir l'attelage : le transgénérationnel et les expériences de vie entraînent rumination du passé et anxiété à propos d'un futur incertain ;
- le carburant ou la nourriture des chevaux sont de mauvaise qualité : ce sont les poisons qui pourrissent notre vie ;
- les panneaux indicateurs peuvent être périmés : le poids de la culture, les valeurs, les croyances ou les diktats sont peut-être caducs mais le mental manque de lucidité et de discernement ;
- le terrain ou les conditions de route peuvent être défavorables : les aléas de la vie ne sont pas forcément les meilleurs mais le mental est trop égocentré pour anticiper.

Vous pouvez constater que cette métaphore de l'attelage fait entrer en ligne de compte presque toutes les notions que nous avons abordées au cours de cette première partie.

Comment je me programme pour continuer à rester nul

Maxime, « Télé catastrophes » ou « Télé merveilles »

Voici une petite histoire que j'ai inventée pour un petit garçon de 8 ans que j'accompagnais en séance individuelle et qui avait tendance à toujours s'imaginer que le pire allait lui arriver plutôt que le meilleur. Du coup, il n'avait pas du tout confiance en lui, il était dans une problématique d'échec et se sentait nul depuis l'âge de 3 ans. Voilà comment je me suis adressée à lui.

.../...

« On va jouer à un jeu imaginaire. On dirait que là, dans le mur, il y aurait deux boîtes aux lettres l'une à côté de l'autre. Dans chacune, il y a quelque chose qui a une forte odeur. La règle du jeu est la suivante : tu dois mettre ton visage juste à l'entrée de l'une d'entre elles et sentir ce qu'il y a dedans, pendant cinq minutes, sans t'arrêter, sans reculer. C'est moi qui décide ce qu'il y a dans la première, celle de gauche : une crotte de chien. Et c'est toi qui décides ce qu'il y a dans la seconde, celle de droite, quelque chose qui sent bon. Tu choisis quoi ?
— Un edelweiss, m'a-t-il répondu.
— D'accord, alors, on dirait que le jeu commence et que tu dois aller ouvrir une des deux boîtes et sentir pendant cinq minutes ce qu'il y a dedans. Laquelle choisis-tu ?
— Celle où il y a l'edelweiss, évidemment ! dit-il.
— OK, donc, si tu as le choix, tu préfères vivre ce qu'il y a de mieux que ce qu'il y a de pire ?
Eh bien, c'est la même chose dans la vraie vie : il y a souvent au moins deux possibilités extrêmes, face à une situation : soit ça va bien se passer, soit ça va mal se passer.
Donc, si tu penses à une épreuve ou un challenge que tu vas devoir vivre plus tard, il vaut mieux imaginer le meilleur que le pire car tu te programmes pour réussir au lieu de te programmer pour rater.
Tu sais, ton esprit est plus puissant que ton corps et c'est lui qui dirige tes comportements et tes actions et même souvent ce qui se passe dans tes muscles, dans tes organes. Donc si ton esprit imagine que ça va mal se passer, tout ton être va faire de son mieux pour lui obéir et mettre en marche ou bloquer tous les mécanismes de ton corps pour que tu n'aies pas les ressources pour réussir… et tu risques fort de rater.
Je te donne un exemple : tu vas à une compétition de judo et

déjà, depuis la veille, tu t'imagines que tu vas perdre. Tu te vois en train de perdre, la nuit, tu rêves que tu perds et en plus, tu dis à tes parents, à tes frères et sœurs et peut-être même à tes copains que tu es sûr que tu vas perdre. Tu répètes que de toute façon, tu es nul, que tous les autres sont meilleurs que toi et que tu ne gagnes jamais. Qu'est-ce qui va se passer ? Ce qui "dirige" ton corps, (ça s'appelle ta Conscience), va l'informer de fonctionner le plus mal possible, de faire que tes muscles, tes réflexes, ta capacité d'anticipation, tes réactions face à tes adversaires et même ta motivation soient au plus bas… pour te donner raison. Il y a de forts risques que tu rates, en effet.

Quand tu t'attends au pire, ton organisme entier se prépare au pire, donc il diminue ses possibilités de performances et, en plus, tu stresses parce que tu as peur.

Alors que si tu imagines que tu vas être bon ou même que tu vas être le meilleur et que tout va bien se passer, tu mets toutes les chances de ton côté, à condition, bien sûr, de travailler pour ça. Qu'en penses-tu ?

— Je devrais penser que je vais réussir mais, quand même, si je rate, je vais être super déçu, alors il vaut peut-être mieux que je m'y prépare à l'avance, non ? De toute façon, si je gagne quand même, je serai content.

— Et tu sais, il y a aussi un truc super étonnant qui se passe dans la vie : ça peut te sembler un peu magique, mais ça existe réellement. On a tendance à attirer ce à quoi l'on pense, ce qu'on aime et dont on a envie ou, au contraire, ce qui nous fait peur et dont on n'a pas envie.

Ça fonctionne un peu comme une émission de radio ou de télévision. Si tu as envie de regarder Télétoon ou la chaîne TFou, il faut que tu appuies sur le bouton correspondant de la

…/…

télécommande. Mais si tu appuies sur le bouton d'une chaîne qui propose des émissions politiques ou des films de guerre, tu verras ces films-là et non tes dessins animés préférés. Ce que je veux dire, c'est que penser au pire, c'est comme presser le bouton de la chaîne "Télé catastrophes" et penser au mieux, c'est comme presser celui de la chaîne "Télé merveilles". On programme, puis on vit les aventures correspondantes. On a le choix, pas forcément toujours celui du résultat, mais toujours celui d'aller vers ce qui nous semble le mieux pour nous et ainsi, de mettre toutes les chances de notre côté. Alors, que vas-tu faire pour ta prochaine évaluation à l'école ? Et pour ta prochaine compétition de judo ?

— Ben, je vais me persuader que je peux réussir et alors je vais réussir, répondit-il convaincu. »

Deux semaines après, sur mon smartphone, j'ai reçu une photo du petit garçon sur la première marche du podium, en tenue de judo. Ce n'était que le début de la récolte des graines de confiance en soi qu'on avait semées ensemble.

Je me programme pour rater

Quand on se trouve nul, on a tendance à avoir des pensées négatives envers soi-même et à imaginer qu'on n'est pas assez comme ci ou trop comme ça et moins bien que les autres.

On présuppose qu'on va mal faire ou même rater ce qu'on entreprend.

De cette hypothèse ancrée en nous, au moins deux futurs possibles vont pouvoir s'actualiser :

- on met en place des stratagèmes plus ou moins conscients pour rater et donc rester en accord avec ses convictions personnelles. Par exemple, on est souffrant le jour J, on accumule les actes manqués, on provoque de « fâcheux » hasards... ;
- on renonce. On ne se lance pas, car on considère que cela ne vaut même pas la peine d'essayer. À quoi bon fournir des efforts si l'échec est « évident » puisque nous l'avons programmé ?

Gabriel, la spirale de l'échec à celle de la réussite

Gabriel a tenté le concours d'entrée à une grande école de cinéma d'animation.

C'était celle-ci qu'il voulait intégrer mais, comme cela se pratique, il s'était également présenté à d'autres concours d'entrée, auxquels il avait été reçu. Ces succès auraient dû lui donner confiance, pourtant, il était dans un état de doute épouvantable et n'envisageait pas une seconde la possibilité d'être reçu. Après avoir admis qu'il estimait s'en être plutôt bien sorti, il avait décrété qu'il ne préférait pas envisager l'éventualité d'un succès. Interloquée, je lui demandais pourquoi et il me dit qu'il préférait anticiper l'échec pour ne pas être déçu s'il survenait. Du coup, en adoptant cette attitude, en cas de réussite, il n'en serait que plus agréablement surpris et heureux. Je l'ai encouragé à aborder le problème dans l'autre sens :

« À partir d'aujourd'hui, laisse la place au doute positif et ce, notamment si tu as fait de ton mieux ; imagine que tout va bien se passer ; à partir de maintenant et jusqu'au jour J, tu seras dans un état d'esprit positif... C'est déjà ça de gagné. Le jour J, si tu réussis, tu n'auras vécu que de bons moments. Et si tu rates, il sera toujours temps de te lamenter. Tu auras gagné malgré tout x jours de sérénité qui, au moins, t'auront donné davantage d'énergie pour mieux accuser le coup. De toutes les façons, la peur n'empêche pas le danger.

Tu sais bien aussi que, sur le plan énergétique, vibratoire, il est possible que le fait de penser au pire attire ou active en soi, par résonance, les circonstances favorables pour rater : on devient un aimant à problèmes, à échecs ou au malheur.

Puisque ça marche dans un sens, autant utiliser cette faculté en changeant de polarité pour devenir un aimant à réussite et

...../...

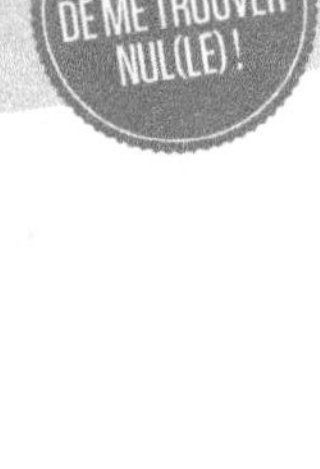

bonheur. Tu attireras ce que tu espères plutôt que d'attirer ce que tu crains. »

Après avoir appris sa réussite au concours, il a compris qu'il devait changer rapidement de processus de création mentale. Ainsi, il est sorti définitivement de la spirale de l'échec pour s'inscrire dans celle de la réussite.

Je deviens mon pire juge

Nous avons bien peu d'indulgence vis-à-vis de nous-mêmes. Nos pires ennemis ne seraient peut-être pas aussi doués pour nous dénigrer car ils ne connaissent pas aussi bien que nous nos propres failles et nos fragilités.

Vous confondez souvent faire quelque chose de nul et être nul donc le faire et l'être.

Vous estimez que c'est votre identité qui est touchée, alors que c'est seulement un objectif non atteint.

Vous plaidez coupable avant même d'avoir agi et constaté un éventuel échec.

J'accuse les autres

Vous ne faites pas la différence entre ce qui dépend de vous et ce qui dépend des autres ou du contexte. Pour ne pas plonger dans la crise identitaire du super nul, vous déclenchez un petit zest de mauvaise foi du genre : « Ce n'est pas ma faute, c'est à cause de Untel ».

Quoi qu'il en soit, vous devez essayer d'activer votre capacité de discernement pour relativiser.

Je me sens coupable

Eh oui, le thème de la culpabilité réapparaît. Nous l'avons déjà abordé par rapport à l'impact du passé. Maintenant, voyons comment elle se conjugue avec d'autres temps.

Au présent

Vous agissez par devoir ou par obligation, par peur de vous sentir coupable de ne pas agir.

Par exemple, vous vous sentez obligé d'aller rendre visite à vos beaux-parents.

Vous vous suradaptez à une situation qui ne vous convient pas. Comme si quelqu'un ou quelque chose vous y obligeait : « Il faut », « Je dois ».

Ce sont les fameux diktats qui vous empêchent de faire ce qui vous convient et qui vous manipulent grâce à la culpabilité.

Vous créez ainsi un conflit à l'intérieur de vous-même.

Une partie de vous, votre critique intérieur, fait tout pour avoir le dessus au détriment de l'autre partie de vous qui aimerait être libre et se faire plaisir.

Qui dit conflit intérieur entre soi et soi, dit stress et surtout, dans ce cas-là, dérèglement du système immunitaire qui doit arbitrer une lutte interne, comme une guerre civile. Il peut donc y avoir un risque de développer une maladie où l'on s'attaque soi-même (maladie auto-immune) ou d'autres symptômes.

Au conditionnel

Et si l'on pouvait nous prendre en flagrant délit de « nullité » ?

C'est l'histoire de M. et Mme Kandiraton. On ne les connaît pas, on ne sait même pas où ils habitent, on ne sait pas quels sont leurs opinions, leurs valeurs, leurs centres d'intérêt…

Bref, on ne connaît rien d'eux, ils ne nous connaissent peut-être même pas. Ils ont pourtant un impact considérable sur nous et sur ce que nous nous autorisons à faire ou à ne pas faire.

Une part de nous pense que nous sommes observés et jugés régulièrement par des voisins ou des inconnus, les Kandiraton, et nous agissons selon leurs soi-disant jugements alors que cela nous coûte ou nous stresse.

Et si nous ne rentrions plus dans le moule ? Et si nos différences, nos façons de penser et d'agir ne nous mettaient plus en danger d'exclusion ?

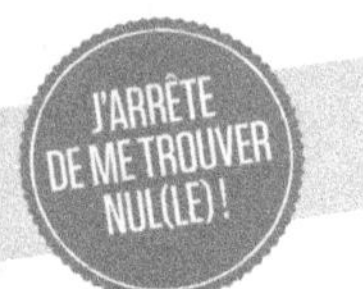

Au futur

Certains « fautifs professionnels » sont encore plus doués : ils sont capables de culpabiliser à l'avance pour quelque chose qui n'est pas encore arrivé et qui n'arrivera peut-être jamais.

Serait-ce un prétexte pour ne pas se lancer, par peur de rater ou de perdre ?

Par exemple, vous avez envie d'annuler le dîner avec les cousins de votre mari sous prétexte que, de toute façon, vous n'arriverez pas à cuisiner aussi bien que la cousine qui vous avait invités l'année dernière.

Conflit intérieur, double culpabilité : d'une part, vous culpabilisez à l'avance de ne pas parvenir à être à la hauteur et d'autre part, vous culpabilisez à l'idée d'annuler… Et, dans les deux cas, vous vous trouverez nul.

Je me dis souvent « Oui, mais… »

Nous avons affaire à un des plus grands jeux psychologiques humains. Il est parfois tellement ancré qu'il passe totalement inaperçu. Il devient un réflexe, une réaction automatique et récurrente.

Selon les « nuls », il n'existe que des problèmes et pas de solutions. Si toutefois, par le plus grand des hasards, il existe une possibilité que les choses aillent mieux, alors le « Oui, mais » vient faucher d'un coup sec cet espoir qui émerge.

Le « Oui, mais » est une armure pratique, facile à activer et à mettre en place. Elle permet d'éviter toute forme d'optimisme et d'idée de réalisation d'objectifs. Elle est aussi souvent utilisée comme un prétexte pour ne pas se remettre en question, ne pas exprimer ses réelles émotions, éviter le conflit, quitte à mentir et à s'embourber dans ses mensonges.

Nous soumettons à une tierce personne une problématique que nous souhaitons résoudre. On nous propose une ou plusieurs solutions que nous écoutons et comprenons. Nous les trouvons même parfois très pertinentes.

Cependant, au lieu de les prendre comme des opportunités de changement, nous les envisageons comme des sources supplémentaires de problème, comme une injonction à changer ou même comme un piège. Alors nous les réfutons systématiquement.

C'est un système très astucieux pour justifier, surtout à nous-mêmes, que notre situation est insoluble.

Il existe différents types de « Oui, mais » :

Le « Oui, mais » comme simple appel à l'écoute

Parfois, vos « Oui, mais » sont juste une façon de faire comprendre à l'autre que vous avez seulement besoin d'être écouté, mais pas d'être aidé : autrement dit, une demande de relation de cœur à cœur et non du coaching factuel.

Pour certaines personnes coupées de leurs émotions, exprimer simplement et directement ce qu'elles veulent vraiment, est une chose compliquée, bien qu'elles soient douées de parole et de réflexion.

Au lieu de lancer ces deux petits mots destructeurs à tout bout de champ, puisqu'en réalité vous ne voulez pas de solutions, transformez vos « Oui, mais » en « Je t'en prie, ne me dis pas quoi faire, j'ai juste besoin d'être écouté et compris ». Si vous faites cet effort, vous verrez les choses changer autour de vous : ni jugement de valeur ni injonctions mais des oreilles attentives et des paroles apaisantes et neutres.

Le « Oui, mais » des pessimistes chroniques

« Un pessimiste voit une difficulté derrière chaque opportunité, un optimiste voit une opportunité derrière chaque difficulté », disait Winston Churchill.

Selon le philosophe Alain, « le pessimisme est une affaire d'humeur, l'optimisme est une affaire de volonté ». Volonté de passer à l'action, de mettre en mouvement ce que nous voulons vraiment. C'est un effort à faire au démarrage mais, dès que nous avons pris la décision de changer, nous entrons alors dans une spirale positive vis-à-vis de nous-mêmes mais aussi des autres. C'est plus qu'une question d'optimisme, c'est une question d'intégrité, de respect de soi et des autres.

Choisir le camp des optimistes, c'est opter pour la légèreté, l'humour, la fluidité dans tout ce que l'on entreprend.

En revanche, ceux qui se trouvent nuls ont une fâcheuse tendance à se situer dans le camp des pessimistes, à nourrir des fonctions émotionnelles qui annulent toute forme d'espoir dans les faits, les pensées et les gestes.

Cela leur permet de fuir qui ils sont vraiment, de « fuir le bonheur de peur qu'il ne se sauve » et c'est très dommage pour eux-mêmes et pour ceux qui les aiment.

Le « Oui, mais » des clowns tristes

Ce sont des personnes qui croient être optimistes ou qui font semblant de l'être. Ceux-là ne disent presque jamais « Oui, mais », ils disent presque toujours « Oui » parce qu'ils sont en suradaptation, ils font « comme si » tout allait bien. On appelle ça les personnalités « *as if* », en anglais. C'est généralement dû à un traumatisme d'enfance, violence, négligence, indifférence ou injonctions contradictoires...

En réalité, il y a toujours un « mais » silencieux, intérieur, profond, destructeur, qui les ronge d'autant plus qu'ils ne le disent pas, justement parce qu'ils se trouvent nuls. Montrer toute forme d'opposition ne ferait qu'en rajouter du fait de ces deux injonctions contradictoires :

- sois sage, sois gentil, ne te fais pas remarquer, ne fais pas de caprices, n'en rajoute pas, débrouille-toi tout seul, pousse tout seul ;
- sois sauveur ou super-héros, occupe-toi des autres, ne tiens pas compte de tes besoins personnels, ne tiens pas compte de tes émotions, enfouis-les bien.

Ils sont bloqués, clivés et ne laissent se développer qu'une partie d'eux-mêmes, le masque, la *persona*, qui peut rester la seule facette apparente toute leur vie. Ils ont l'air doux, gentils, adaptables, lisses mais parfois, à l'occasion d'une crise ou d'un conflit, leur part authentique peut apparaître et alors colère, peur, tristesse et autres émotions difficiles à vivre explosent d'un coup. S'ensuit une sorte de crise identitaire qui peut généralement leur permettre de retrouver la complétude.

Je me pose les bonnes questions

Pourquoi je me trouve nul ?

Si tout n'est pas parfait, ou tel que vous le voudriez, vous vous trouvez nul parce que...

- ce que vous faites n'est pas parfait ;
- vous n'arrivez pas à lâcher prise ;
- vous ressentez de la colère face à l'échec ;

- vous êtes consciencieux et discipliné, vous avez fourni un maximum d'efforts et ça ne sert à rien ;
- on pourrait penser que vous n'êtes pas fiable et qu'on ne peut pas compter sur vous ;
- comme vous êtes dans la peur de mal faire, vous ratez souvent, en cherchant trop à tout maîtriser ;
- vous avez honte d'avoir « mal fait »… selon vos critères ;
- vous avez peur d'être puni d'une façon ou d'une autre ;
- vous avez peur qu'on vous culpabilise ;
- vous vous sentez coupable ou vous risquez de vous sentir coupable…

En réalité, de quoi ai-je peur ?

Cette croyance touche à quelque chose de beaucoup plus profond : elle exprime une peur intense qui dépasse largement le fait de se trouver nul.

Afin de savoir ce qui se passe réellement dans votre tête, il est important de déterminer vos inquiétudes véritables. Posez-vous la question suivante : « Je me trouve nul, mais de quoi ai-je peur en réalité ? »

- on va me détester, me rejeter, m'abandonner, me licencier ;
- on va se moquer de moi ;
- je vais être ridicule ;
- je vais être stressé ;
- je vais me sentir frustré ;
- je vais avoir honte ;
- on va me culpabiliser ;
- on va me punir ;
- je vais me détester ;
- je ne me pardonnerai jamais ;
- on ne me pardonnera jamais ;
- le pire va arriver ;
- je ne vais plus oser recommencer…

Sachez que la peur du jugement des autres renforce la mésestime de soi, donc le manque de confiance en soi donc les risques de mal faire. Prenez du recul et identifiez vos craintes pour vous en détacher.

Suis-je en mode ON-OFF exclusif ?

Vous êtes trop exigeant avec vous-même. Vous manquez légèrement de souplesse !

Pour vous, tout est, soit « tout blanc », soit « tout noir ».

Vous ne fonctionnez qu'avec deux boutons, pas de variateur de relativité.
- un bouton ON « tout va bien » ;
- un bouton OFF « tout va mal ».

Vous appliquez la loi du tout ou rien. Soit vous êtes parfait, soit vous êtes nul. Or, vous savez bien que la perfection n'existe pas et que tout est relatif.

Ce n'est pas parce que vous avez loupé une marche, que vous allez dégringoler dans l'escalier de la vie et vous retrouver au point de départ, comme un moins que rien !

Alors soyez objectif, relativisez et acceptez que vous n'êtes pas nul pour autant ! Et si des pensées négatives vous submergent, éliminez-les.

Léa, du bon usage de la pixellisation

Même les enfants sont souvent envahis par des pensées polluantes.

J'ai reçu en séance une petite fille insomniaque, qui ne parvenait pas à se rendormir lorsqu'elle se réveillait la nuit parce qu'elle pensait à plein de choses. Je lui ai suggéré une méthode pour s'en débarrasser efficacement.

« Tu sais sûrement ce qu'est un diaporama ? Des photos qui défilent toutes seules sur l'écran de ton ordinateur. Le passage d'une photo à l'autre se fait de différentes manières : pour que l'image suivante apparaisse, la précédente peut soit basculer verticalement, soit se concentrer en un point central, soit devenir floue...

.../...

Parfois, on dirait qu'elle s'émiette ou qu'elle se découpe en mille morceaux : on dit qu'elle se "pixellise". Ensuite, elle s'écroule sur elle-même et disparaît vers le bas, un peu comme un immeuble dynamité.

La nuit, quand tu ne peux pas t'arrêter de penser, fais de la "pixellisation" : dès qu'une image mentale se forme devant tes yeux fermés, fais-la disparaître de cette façon. »

Une semaine après, je l'ai revue et elle m'a dit, ravie : « Ça marche super bien ta technique. Une fois que j'ai dégagé une pensée qui m'empêche de dormir, en la pixélisant, elle disparaît mais parfois, ça ne marche pas du premier coup et elle revient. Alors je la pixellise à nouveau et je recommence une troisième fois si elle insiste. Et là, elle ne revient plus du tout et même si je veux essayer de me souvenir d'elle volontairement en cherchant dans ma tête, c'est impossible. Je n'y arrive jamais. C'est vraiment dingue ton truc ! »

Je lui ai répondu en riant que, puisqu'elle lui avait mis deux ou trois « râteaux », il était normal qu'elle ne revienne pas pour s'en prendre encore un autre. Elle n'est pas maso, quand même !

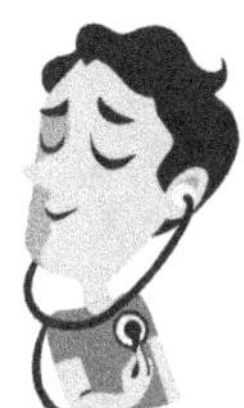

Auto-observation

Vous rendez-vous compte à quel point votre mental vous envahit ? Si vous pouviez comptabiliser les pensées négatives et/ou dévalorisantes qui se forment dans votre tête, vous aimeriez certainement faire le ménage pour vous sentir mieux. Vous trouverez dans la deuxième semaine des outils pour vous en débarrasser ou les transmuter.

Je vous propose une liste non exhaustive de pensées qui vous viennent le plus fréquemment quand vous vous trouvez nul.

Faites un état des lieux en cochant celles qui vous correspondent (colonne 1) et, parmi celles-ci, celles que vous voudriez vraiment éliminer (colonne 2).

Mes pensées récurrentes	1	2	Mes pensées récurrentes	1	2
Je veux tout contrôler			Je manque d'entrain/ d'énergie		
Je suis toujours fatigué			Je suis trop passif		
Je suis souvent dans le brouillard			Je manque de légèreté		
Je suis confus			Je manque de discernement		
Je suis désorganisé			Je manque de créativité		
Je suis désordonné			Je manque d'enthousiasme		
Je suis agité			Je manque de gaieté		
Je ne sais pas planifier			Je manque de confiance		
Je regrette le passé			Je manque de grâce		
J'ai toujours des remords			Je manque d'aisance		
Je culpabilise pour tout			Je manque de souplesse		
Je ne sais pas prendre des décisions			Je manque de ténacité		
Je ne prends pas les bonnes décisions			Je manque de persévérance		
Je ne vois pas les opportunités			Je manque de détermination		
Je ne sais pas saisir les opportunités			Je manque d'assurance		
Je crois toujours que ce n'est pas pour moi			J'ai toujours besoin de reconnaissance		
Je ne suis pas fiable			J'ai toujours besoin d'être encouragé		
Je suis entêtée			J'ai toujours besoin d'être rassuré		
J'ai du mal à lâcher prise			J'ai toujours besoin d'être guidé		
Je me décourage facilement			J'ai toujours besoin d'être protégé		

Mes pensées récurrentes	1	2	Mes pensées récurrentes	1	2
J'imagine souvent le pire			Je suis mal à l'aise avec les compliments		
Je m'énerve facilement			Je ne sais pas faire de compliments		
Je suis souvent de mauvaise humeur			Je ne sais pas remercier		
Je vois toujours le mauvais côté des choses			Je ne sais pas exprimer ma gratitude		
J'ai des pensées négatives			Je manque de courage		
J'ai des idées noires			Je n'ai pas assez d'imagination		
Je suis pessimiste			Je n'ai pas d'intuition		
Je suis négatif			Je n'ai pas assez d'inspiration		
Je crois souvent que je ne mérite rien…			Je n'ose pas prendre de risques		
Je pense que les autres sont meilleurs que moi			Je suis timide		
Je pense que les autres réussissent mieux que moi			J'ai du mal à m'exprimer		
Je ne sais pas faire la part des choses			J'ai du mal à exprimer mes idées		
Je suis souvent de mauvaise humeur			J'ai du mal à exprimer mes sentiments		
J'agis souvent en irresponsable			J'ai du mal à exprimer mes émotions		
Je me mets trop la pression			J'ai du mal à exprimer mon amour ou mon affection		
Je mets trop la pression aux autres			Je ne suis pas démonstratif		
Je suis trop dur avec les autres			Je m'attache trop facilement		
Je suis trop dur avec moi-même			J'ai du mal à défendre mon opinion		

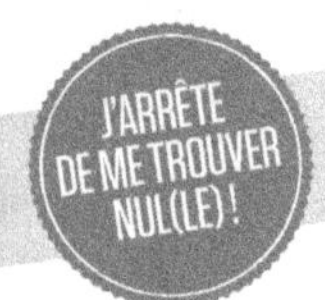

Mes pensées récurrentes	1	2	Mes pensées récurrentes	1	2
Je suis trop perfectionniste			Je suis influençable		
Je m'autocritique tout le temps			Je dépends trop de l'opinion des autres		
Je ne sais pas prendre soin de moi			Je n'aime pas le changement		
Je ne m'écoute pas assez			Je me sens souvent bloqué/ paralysé		
Je m'occupe trop des autres			Je me sens souvent débordé		
Je râle souvent			Je me positionne souvent en victime		
Je suis intolérant			Je ne sais pas me positionner		
Je suis irritable			Je ne sais pas poser mes limites		
Je suis radin			J'ai du mal à dire « Non »		
Je suis plutôt rigide			Je me laisse facilement manipuler		
Je suis maniaque			Je me laisse souvent dominer		
Je suis envieux			J'ai tendance à être soumis		
Je suis jaloux			Je dépends trop des autres		
Je me compare souvent aux autres			J'ai toujours quelque chose qui cloche		
J'ai tendance à me croire inférieur			J'ai toujours mal quelque part		
Je suis paresseux			J'ai tendance à me plaindre		
J'ai du mal à faire des efforts			J'ai des compulsions		
Je suis maladroit			J'ai des addictions		
Je me plains trop			Je ressens souvent le manque		
Je me réfère trop à mon passé			J'ai du mal à recevoir		

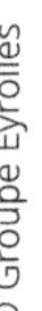

Mes pensées récurrentes	1	2	Mes pensées récurrentes	1	2
Je me base trop sur mes mauvaises expériences du passé			J'ai du mal à donner		
Je suis trop compliqué			J'ai du mal à déléguer		
Je suis trop sérieux			Je ne sais pas écouter les autres		
Je prends tout au premier degré			Je critique souvent les autres		
J'ai tendance à procrastiner			Je ne sais pas m'auto-discipliner		
J'hésite souvent			Je ne sais pas prendre mes responsabilités		
J'ai tendance à tout exagérer			Je ne sais pas m'organiser		
Je me limite souvent			Je n'arrive pas à être à l'heure		
Je suis perdu quand j'ai trop de choses à faire ou à penser			Je crois toujours que je n'ai pas le temps		
Je suis trop gentil			Je ne sais pas prendre mon temps		
Je suis bête			Je crois toujours que je perds mon temps		
Je suis trop lent			Je suis trop gros		
Je ne suis pas assez efficace			Je suis trop mince		
Je suis laxiste			Je me trouve toujours nul !		
Je suis ordinaire			Je me dépêche tout le temps		
Je suis laid			Je ne sais pas apprendre		
J'ai peur de rater			Je n'aime pas apprendre		
J'ai peur de réussir			Je n'ai pas d'humour		
Je rumine beaucoup			Je ne suis pas rapide d'esprit		

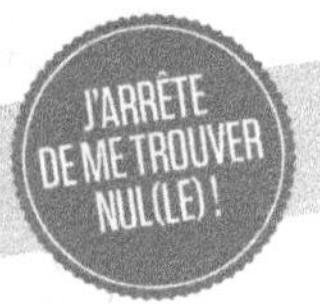

Mes pensées récurrentes	1	2	Mes pensées récurrentes	1	2
J'imagine souvent le pire			Je ne suis pas assez intelligent		
Je tourne tout en dérision			Je ne suis pas débrouillard		
Je n'aime pas mon corps			Je ne suis pas assez beau		

Mon rituel

5. Mon renoncement du jour

Aujourd'hui, je lâche ma vieille habitude de :

. . . .

. . . .

. . . .

CHAPITRE 4
Les conséquences néfastes sur ma vie

Les émotions

Il est important de faire un « arrêt sur image » sur nos émotions, car il se pourrait bien qu'elles soient plus fortes qu'on ne l'imagine dans notre façon de fonctionner et d'agir… pour se trouver nul !

Nous sommes des émotions « sur pattes »

Les émotions font partie de nous, à tout instant. Même si nous en refrénons certaines, elles sont toujours présentes et viennent « colorer » nos actions et nos pensées. On peut distinguer trois principaux types d'émotions :

- **Les micro-émotions.** Généralement, elles passent inaperçues, car nous adaptons nos comportements et nos actions immédiatement après les avoir ressenties pour continuer à vivre sans qu'elles nous gênent. Elles nous maintiennent sur notre chemin de vie afin d'éviter les bas-côtés.
- **Les émotions récurrentes.** Nous pouvons nous sentir tristes ou en colère depuis plusieurs mois à cause d'un événement précis ou d'une ambiance particulière. Cela peut orienter nos choix par rapport à l'implication dans certaines relations, ou des décisions par rapport à certains projets.
- **Les émotions fortes.** C'est par exemple une peur immédiate face à un danger réel ou imaginaire, qui permet de garder des réflexes de survie en fuyant ou en attaquant ; ou une joie explosive après l'annonce d'une nouvelle heureuse.

Ces émotions intenses et instantanées nous surprennent et envahissent le corps et l'esprit instantanément.

À quoi ça sert ?

Le mot « émotion » vient du latin *ex* et *movere* (mouvement vers l'extérieur). Cela veut dire qu'une émotion se doit d'être exprimée, sortie, extériorisée. Encore faut-il le faire de la bonne façon afin qu'elle ne crée pas de dissonances dans la communication et dans les réactions qu'elle génère. Si elle est gardée à l'intérieur, elle va chercher à sortir d'une manière ou d'une autre sous forme de douleurs corporelles, de tensions nerveuses, de ruminations et d'anxiété...

Les émotions sont des indicateurs pour passer à l'action. Elles nous signalent qu'un déséquilibre s'est créé dans nos besoins vitaux :
- la sécurité (environnement stable, prévisible, reposant, sans dangers ni menaces) ;
- l'appartenance (lien social, relationnel, appartenance à un groupe) ;
- l'estime de soi (être reconnu comme un individu dans un groupe) ;
- l'accomplissement (transcender le niveau matériel pour être un être humain à part entière).

Quand ces besoins vitaux ne sont pas satisfaits ou en déséquilibre, une manifestation émotionnelle se fait sentir, qui doit nous pousser à l'action pour retrouver l'équilibre. Les émotions permettent aussi de communiquer. Elles nous renseignent sur notre rapport à nous-mêmes ou aux autres. Par exemple, la colère, exprimée ou non, génère un regard, une voix ou des attitudes particulières qui vont renseigner l'entourage sur nos intentions. Il est alors évident que ce que nous pensons va être capté par le monde qui nous entoure.

Les quatre émotions de base

Bien qu'il en existe un grand nombre, j'ai fait le choix de n'aborder que celles qui sont intimement liées au sujet du livre : la peur, la colère, la tristesse et la joie.

Pour mieux comprendre, prenons l'analogie de la voiture :
- la joie est ce qui nous fait avancer dans la vie, qui nous donne l'envie d'aller de l'avant : c'est le moteur ;
- la peur permet de garantir la sécurité en nous freinant ou en nous stoppant en cas de danger : c'est la pédale de frein ;
- la colère nous fait monter en puissance, plus vite et plus fort : c'est la pédale d'accélérateur ;
- la tristesse correspond à un état transitoire pour passer d'un niveau à un autre : c'est la pédale d'embrayage.

Pour rouler et avancer correctement, au meilleur régime, le véhicule a besoin des trois pédales savamment utilisées. Plutôt que d'opposer les émotions positives ou négatives, il serait plus juste de les qualifier comme agréables ou désagréables, utiles ou non.

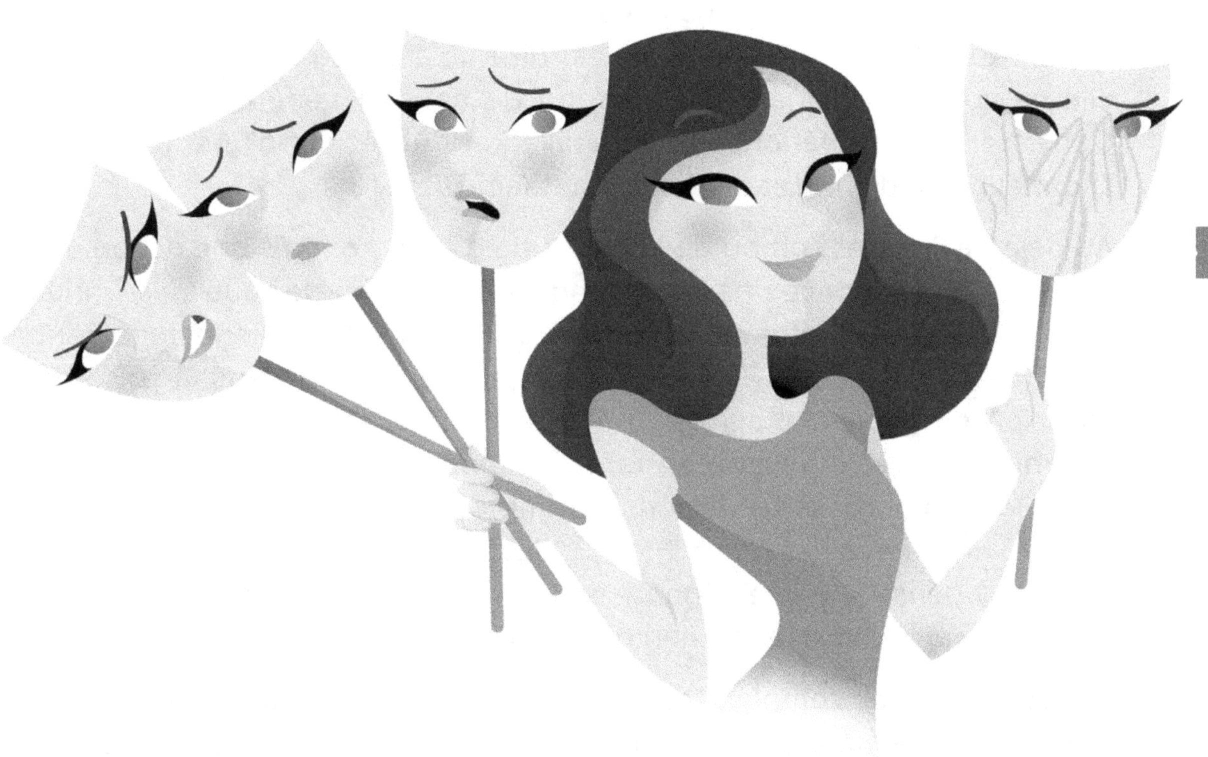

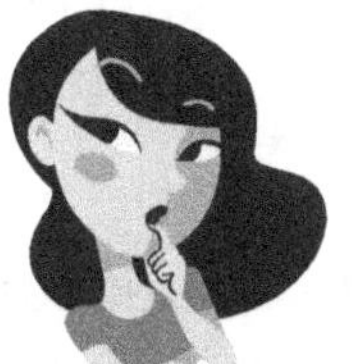

Un feu d'artifice d'émotions et de sentiments

Voici un petit feu d'artifice d'émotions et de sentiments : affection, angoisse, agitation, anxiété, appréhension, ardeur, chagrin, colère, compassion, contrariété, culpabilité, déprime, déception, dégoût, désespoir, détresse, effroi, empathie, ennui, envie, épouvante, espoir, exaltation, exaspération, excitation, fierté, frisson, frustration, fureur, haine, honte, horreur, humiliation, inquiétude, insécurité, irritation, jalousie, joie, joie de vivre, jubilation, mépris, mélancolie, optimisme, orgueil, panique, passion, peine, peur, pitié, plaisir, rage, rancune, regret, remords, révulsion, satisfaction, surprise, terreur, tourment, tristesse...

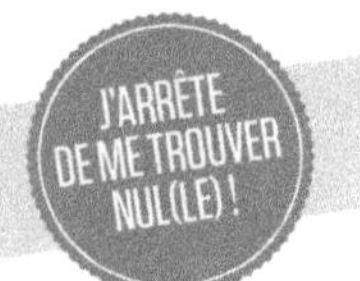

L'émotion de la « nullité » : la honte

Une émotion complexe

C'est elle qui englobe le plus d'éléments essentiels liés à l'estime et la confiance en soi. Elle pose le point de départ de nombre de comportements quand on se sent nul. Elle n'est pas forcément avouée en tant que telle, mais on peut la reconnaître en ayant l'habitude de côtoyer les gens qui la ressentent. Cependant, elle est difficile à cerner et à comprendre. Elle va nous toucher au plus profond de nous et générer un ressenti d'abaissement, d'infériorité et d'humiliation qui résulte d'une atteinte à l'honneur, à la dignité et à la valeur humaine.

Au-delà de l'impression ou de la certitude d'avoir commis une action, eu une idée ou prononcé une parole indigne de soi ou de l'autre, la honte active une peur profonde et archaïque de devoir subir le jugement défavorable des autres. Elle ne s'ancre pas seulement dans la prise de conscience d'avoir mal agi et du mal qu'on a pu faire, mais aussi dans le sentiment d'être indigne en tant qu'humain dans un environnement social. De nombreuses réflexions comme « Tu me fais honte ! », « Honte sur toi ! », « Tu n'as pas honte ? », « Tu devrais avoir honte !, » « Honni soit qui mal y pense », « Quelle honte ! », etc., vont pousser l'individu qui en est la cible à craindre l'exclusion du groupe social auquel il appartient.

C'est une émotion complexe constituant un mélange savant de trois émotions primaires (colère, peur et tristesse) et du sentiment de culpabilité, pour en faire une potion qui n'a rien de magique.

Les caractéristiques de chacun de ces ingrédients sont perceptibles à toute personne ayant un jour vécu réellement la honte, la vraie, celle qui touche tellement le fond de soi, pas celle qui fait dire avec légèreté : « Je me suis tapé la honte »...

Elle comporte une part de colère contre les événements et surtout contre soi-même de n'avoir pas su rester en deçà des limites de respect de soi et de l'autre à ne pas franchir.

À la tristesse d'avoir fait du mal à autrui, s'ajoute une réaction de repli sur soi-même, coupant la communication.

La peur de recommencer à blesser et celle d'être rejeté engendrent cette sensation étrange que tout l'environnement devient dangereux, hostile, rendant impératif le fait de s'éloigner ou de fuir le danger.

La culpabilité pousse le mental à tourner en boucle pour chercher ce qui a pu déclencher la « faute », la maladresse ou l'erreur et comment se débarrasser de ce poids qui fait tant de mal à l'âme. Elle enferme.

Le résultat est que, à la crainte d'être rejeté, s'ajoute le besoin impétueux de se mettre à l'écart, augmentant davantage la distance interpersonnelle et activant le cercle vicieux « rejet/fuite/rejet ».

Un régulateur

Pourtant, il faut reconnaître qu'avoir honte n'a rien de négatif si ce sentiment est accepté, maîtrisé et travaillé pour se propulser vers une amélioration de soi, le respect des autres et des règles sociales. La honte permet la régulation entre les individus. Elle calibre ce qui est permis ou non, selon les valeurs d'un groupe. Elle maintient le lien interpersonnel.

C'est seulement l'excès qui crée la difficulté, car la gêne qu'il génère rend plus timide, sur la réserve, avec la peur du ridicule. Ça peut même entraîner une souffrance individuelle si forte qu'elle pousse à adopter des conduites insatisfaisantes comme l'isolement, l'évitement, voire la phobie sociale. Les excès de honte proviennent des différentes humiliations subies, de moqueries successives, d'un sentiment d'illégitimité, du poids des secrets de quelque ordre qu'ils soient, de situations de rivalité, des mensonges répétés.

Un tremplin pour évoluer

Il est fréquent de confondre honte et culpabilité, pourtant la première découle de la seconde et leurs conséquences en négatif comme en positif sont fondamentalement différentes.

La culpabilité enferme, elle parle de soi

Elle ne pousse pas à sortir de soi et à évoluer tant qu'on n'a pas ressenti la véritable honte. À ce stade-là, elle parle de soi, pas de l'autre.

Qu'on soit ou non coupable, qu'on ait été accusé de l'être à tort ou à raison, on a du mal à accepter d'avoir été celui par lequel la souffrance de l'autre est arrivée.

Il est d'ailleurs souvent tellement insupportable d'être « le mauvais » qu'on se cherche des excuses au lieu de présenter ses excuses.

On se considère en réalité comme une victime, de soi-même, de son instinct, de ses conditionnements, des événements extérieurs qui ont poussé à mal agir.

La culpabilité pousse à se morfondre sur ce qu'on a « mal » fait, à s'appesantir sur son sort de « mauvaise personne ». Elle incite à renoncer à sortir de cette image de soi négative, à se détester, à se trouver nul. On alimente le négatif au lieu de chercher à réparer et/ou à l'utiliser comme moyen d'évolution vis-à-vis de soi et des autres.

Tant qu'on ne l'a pas transcendée puis transmutée en honte, la culpabilité empêche d'évoluer.

Bloquant l'élan de vie, non seulement elle entraîne la stagnation, mais aussi le « pourrissement » de soi, tel un poison qui ronge de l'intérieur, amenant à sa propre destruction et à celle du lien avec les autres.

La honte ouvre, elle parle de l'autre

Elle parle de la souffrance qu'on lui a infligée et de ce qu'on peut faire pour réparer ou ne pas recommencer.

Il s'agit de prendre conscience de l'intérieur de l'impact des actes indignes ou maladroits sur celui ou celle qu'on a blessé(e) : mots durs ou inadaptés, silence insupportable, pensées négatives, intentions non bienveillantes…

Une fois qu'on a dépassé la culpabilité, la honte peut constituer un tremplin vers l'évolution de soi. Elle permet d'entrer dans un véritable processus d'ascension. Ainsi :

- en ouvrant sa Conscience, on peut concevoir que la victime, c'est d'abord l'autre ;
- en activant son empathie, on peut ressentir en soi ce que l'autre a pu éprouver au fond de lui et en prendre acte ;
- en imaginant notre propre réaction, si l'inverse s'était produit, si nous avions été celui ou celle qui a subi la maladresse ou la malveillance, il est possible de mettre des mots sur nos ressentis et nos réactions et donc sur ce que l'autre a pu vivre ;
- en acceptant qu'on ait pu faillir ou faire souffrir, on accède à notre part d'ombre pour commencer à travailler dessus au lieu de la fuir ;
- en cherchant si on peut réparer et ce qu'on peut faire en ce sens, on reprend le contrôle de la situation ;

- en contactant l'autre pour lui montrer qu'on a conscience de ce qu'on lui a fait subir, on lui donne la possibilité d'être reconnu en tant que victime ;
- en lui offrant nos excuses sincères et complètes, on lui prouve qu'on a compris le mal qu'on a pu lui faire ;
- en lui proposant de réparer si c'est possible, on lui présente des solutions ;
- en s'engageant à tout faire pour ne pas recommencer et en lui expliquant les actes qu'on va poser dans ce but, on le soulage de la peur d'être à nouveau confronté à la gêne ou à la souffrance qu'on a occasionnées ;
- en lui demandant pardon sans l'exiger, on le laisse libre d'accepter ou de refuser même si ça nous renvoie à notre culpabilité ;
- en acceptant qu'il puisse lui falloir du temps pour nous accorder son pardon (quand c'est possible), on grandit ;
- en admettant que ça ne lui soit pas possible de pardonner, on accepte cela comme un acte de contrition ;
- en admettant que nous sommes tous faillibles, on comprend qu'on a intérêt à toujours être vigilant par rapport à nos pensées, nos paroles et nos actes.

Dépasser sa culpabilité pour accéder à la honte :

- c'est s'engager dans la voie de l'évolution vers la bienveillance et le respect de soi et des autres ;
- c'est se permettre d'arrêter de se trouver nul pour arriver à être fier de soi.

Tous les grands maîtres spirituels disent que c'est en devenant maître de ses pensées, de ses mots et de ses actes que l'on peut reconquérir sa liberté d'être.

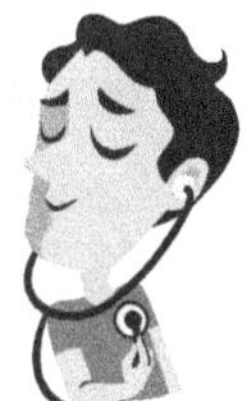

Auto-observation

Mes émotions	Ce qui me concerne le plus
Joie	
Colère	
Peur	
Tristesse	
Culpabilité	
Honte	

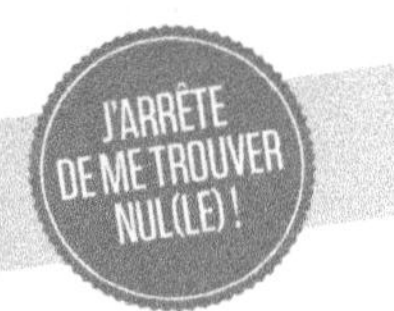

6. Mon autopardon du jour

Aujourd'hui, je me pardonne de :

. . . .

. . . .

. . . .

Le corps

En tant que thérapeute et formatrice, j'ai constaté que de nombreuses personnes qui se sentent nulles, qui ne s'aiment pas, développent des symptômes physiques plus ou moins importants et handicapants pour la vie quotidienne.

En cherchant à savoir quand ils sont apparus, on décèle qu'il y a souvent une corrélation avec un échec personnel, un sentiment de honte ou d'in-fériorité et de la culpabilité.

Le lien corps-esprit

Nous sommes ce que nous pensons

Notre corps est une représentation matérielle de ce que nous sommes en train de penser.

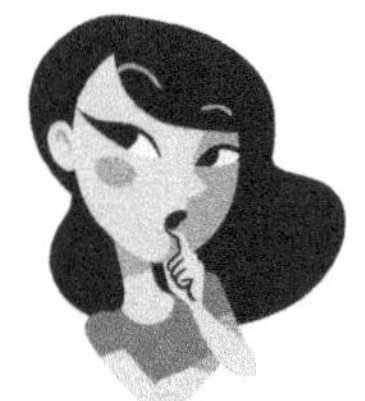

Les neuropeptides

Le professeur Candace Pert a prouvé l'existence des neuropeptides, les « molécules de l'esprit » émises par notre corps à chaque émotion, chaque pensée, chaque souvenir. Pour chacun d'eux, il existe des récepteurs dans nos organes, nos tissus, notamment les muscles et les fascias et dans notre système immunitaire qui sont donc « au courant » de tout ce que nous pensons et ressentons.

Pas étonnant que les optimistes soient en meilleure forme que les pessimistes !

Être fier de soi favorise une bonne santé physique et diminue fortement la propension à souffrir. *A contrario*, se trouver nul peut entraîner des répercussions organiques ou physiologiques.

La douleur morale et psycho-émotionnelle entre en résonance avec nos organes et a un impact sur notre physiologie, au point d'entraîner des douleurs et des dysfonctionnements.

Les symptômes expriment le message de l'esprit dans la matière.

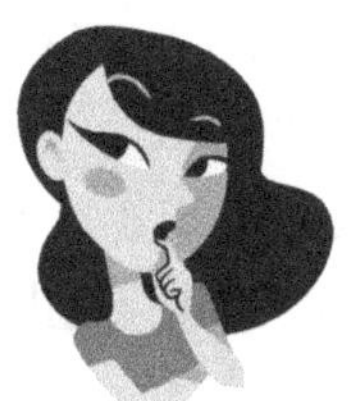

La fonction psycho-énergétique de nos organes

Selon la médecine traditionnelle chinoise, les organes ont aussi une fonction psycho-énergétique puisqu'ils sont liés à des méridiens, à des émotions, à des fonctions psychiques et à des comportements. Cette médecine datant de plusieurs milliers d'années, déclare que 80 % des maladies sont liées à des émotions mal gérées ou à des pensées inadéquates.

Le rôle symbolique des organes ou la « bio-logique » des symptômes

Nos organes peuvent être considérés comme de simples machines, chargées de remplir leur rôle, mais en réalité, on peut transposer leurs fonctions physiologiques au sens figuré pour mieux comprendre notre fonctionnement émotionnel.

Par exemple, le système digestif ne digère pas seulement les aliments, mais aussi la nourriture émotionnelle, les événements, les expériences vécues... De nombreux problèmes de digestion ont pour origine des chocs psycho-émotionnels non digérés.

Nous avons vu dans les chapitres précédents que se trouver nul était en lien avec un passé, des pensées et des émotions spécifiques.

Vous vous trouvez nul parce que vous estimez avoir fait quelque chose de mal, parce que vous vous sentez inférieur ou en état de dette ou parce qu'on vous a rejeté ou abandonné...

Quoi qu'il en soit, vous vous trouvez « mauvais », « pas assez bien » et votre corps comprend cela comme une sentence, comme une nécessité d'être puni par la souffrance. Et il (sous le joug de votre inconscient) obéit et crée des symptômes.

On peut aussi faire une autre lecture des rapports psyché-corps : le mental, qui en a plus qu'assez de devoir gérer vos plaintes et votre manque de volonté (« Je suis nul », « Je n'y arriverai jamais », « Oui mais »...) demande au corps de prendre le relais. Et le corps, qui entre en résonance avec le psycho-mental, déclenche des symptômes à l'image de vos pensées et de vos émotions « négatives » : il vous fait mal. Il dit par des maux ce que vous ne cessez d'exprimer par des mots.

Ce que le corps dit quand on se trouve nul

Le mal a dit

Une grille de décodage permet de décrypter et mieux comprendre les raisons de l'apparition de la maladie, notamment sous l'action éventuelle de nos pensées et de nos émotions, de nos croyances actuelles ou anciennes ou de celles héritées de nos ancêtres par le transgénérationnel...

Le corps nous parle, il nous envoie des messages par l'intermédiaire de symptômes que nous pouvons décoder selon tel ou tel prisme.

La grille que je vous propose ne doit pas être prise comme une parole d'Évangile. Ce n'est qu'une des facettes du décodage psycho-corporel. Et, comme pour toute grille de lecture, il ne s'agit pas d'en faire usage pour catégoriser et faire entrer dans des cases les autres ou vous-même (ni bien évidemment de négliger de traiter le symptôme en question par voie médicale).

Voici donc une proposition de décodage de certains maux du quotidien :
- **Sinusite :** besoin d'évacuer la culpabilité ; on ne peut pas « se sentir ».
- **Otite :** difficultés à entendre les compliments ou les reproches des autres, autojugement, colère intérieure, rupture de l'équilibre de vie.
- **Angine :** quelque chose qu'on n'ose pas exprimer ou qu'on a du mal à avaler car on n'a pas assez confiance en soi.
- **Bronchite :** difficulté à s'opposer, car on ne se sent pas à la hauteur ; on n'ose pas « broncher » ; lassitude, perte de l'instinct de vie.
- **Gastrite et maux d'estomac :** tendance à ruminer sur les expériences négatives du passé.
- **Nausées et vomissements :** rejet de soi ; on se dégoûte.

- **Constipation** : difficultés à lâcher prise et à évacuer ce qui pollue la confiance en soi.
- **Diarrhées** : difficulté à assimiler ce qui est bon pour soi, par culpabilité.
- **Mauvaise digestion** : difficulté à accepter ce qui se présente à soi et à vivre pleinement le présent.
- **Migraine** : on n'est pas en accord avec soi-même, avec qui l'on est vraiment.
- **Lumbago** : peur d'être coincé, difficulté à accepter les changements sans crispation.
- **Sciatique** : peur d'aller vers l'avant par manque de confiance en soi, parce qu'on imagine le pire. Tension retenue, rancœur envers quelqu'un.
- **Boulimie** : peur de ne pas être assez bien pour être vu : besoin de paraître plus « costaud » qu'on ne pense l'être.
- **Anorexie** : ressenti de nullité, peur du rejet, besoin d'être « transparent ».
- **Eczéma ou autre maladie de peau** : ressenti de honte et de culpabilité et problèmes de limites personnelles.
- **Tachycardie et autres problèmes de cœur** : liens avec l'amour de soi (estime et confiance en soi).
- **Blocages ou douleurs articulaires** : croyance d'une incapacité à prendre les bonnes décisions.
- **Problèmes urinaires** : difficulté à trouver sa juste place et à préserver son territoire ; peur de prendre des risques.
- **Maladies auto-immunes** : on s'attaque soi-même par mésestime de soi.
- **Hypoglycémie** : on ne mérite pas de douceur.
- **Douleurs diverses** : autopunition, culpabilité, excuse inconsciente pour ne pas passer à l'action.
- **Maux de dos** : on est désaxé par rapport à sa vraie nature. Haut du dos : honte et culpabilité que l'on porte – lien avec le passé ; bas du dos : manque de force et de volonté pour oser – lien avec le futur ; milieu du dos : rigidité, manque de souplesse pour accepter la réalité – lien avec le présent, l'ici et maintenant.

Pour en savoir plus, je vous renvoie à mon ouvrage, *L'énergie corps-esprit pour vivre en harmonie*[1].

---

1. Eyrolles, 2010.

Les blocages psychocorporels

Les paquets d'émotions stockés dans les tissus du corps

Quand vous vous trouvez nul, vous souffrez dans votre tête et dans votre cœur. Cette souffrance se matérialise dans votre corps par des blocages dans les tissus corporels qui entraînent des douleurs et/ou des dysfonctionnements.

La plupart de ces blocages sont dus à des émotions ou ressentis (colère, peur, frustration, rancœur, culpabilité) stockés dans les fascias, sous forme psycho-organique (les fameuses « molécules de l'esprit » dont parle Candace Pert).

Les fascias, du « cellofrais » qui protège nos organes

Ce sont des enveloppes subtiles qui, comme une sorte de papier d'emballage de protection, entourent, séparent et protègent toutes les structures du corps, muscles, nerfs, organes, os, viscères…

Ayant perdu leur fluidité et leur souplesse, ils deviennent comme du cuir mouillé qui a séché au soleil : ils se rétractent et bloquent le mouvement des articulations, des muscles et des organes, créant parfois des douleurs intolérables et des déséquilibres organiques et physiologiques.

La libido

La pulsion de vie, Éros, est en rapport avec le principe de liaison, avec l'amour des autres mais aussi l'amour de soi, la fertilité, la conception, l'autoconservation, le désir, la libido… Elle nous pousse dans le sens du vivant.

Quand on a une mauvaise estime de soi, on active la pulsion opposée, Thanatos, pulsion de mort, réelle ou symbolique et de destruction : elle va dans le sens inverse de la vie.

Il arrive alors que le corps physique entre dans un processus d'autodestruction, les symptômes peuvent alors se déclencher et la maladie apparaître.

Éros et Thanatos étant opposés et antagonistes, quand Thanatos s'active, Éros diminue donc la libido aussi. C'est pourquoi, souvent, quand vous vous trouvez nul, vous avez du mal à entrer en relation et aussi à vivre une relation sexuelle épanouissante.

À cela, s'ajoutent les complexes et l'impression de ne pas plaire assez pour être accepté et/ou désirable.

Cercle vicieux… Plus de Thanatos (« Je me trouve nul »), donc moins d'Éros (« Je suis fier de moi »), et moins d'Éros, plus de Thanatos, et ainsi de suite…

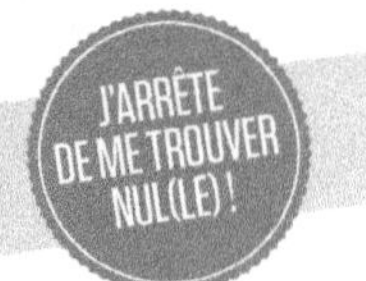

Prenez conscience de ce qui se passe dans votre corps.

Avez-vous mal ? Ressentez-vous des tensions musculaires, des articulations douloureuses, des douleurs du ventre, du dos, de la nuque, des migraines, une oppression respiratoire, les membres engourdis ou bloqués, des problèmes circulatoires, respiratoires, digestifs, génitaux, une baisse de la libido ?

Essayez de déterminer depuis quand durent ces douleurs, ces dérèglements.

Essayez d'être le médiateur entre votre corps et votre esprit : même si vous n'arrivez pas à déterminer l'origine de ces maux, demandez simplement à votre « corps-esprit » de retrouver la paix.

Parfois, le simple fait de faire le lien entre les maux du corps et les bleus de l'âme suffisent à les atténuer ou à les faire disparaître.

Carmen, des sacs entiers de culpabilité

Souvent, les personnes qui se trouvent nulles estiment inconsciemment qu'elles « méritent » de souffrir. Comme si une part d'elles-mêmes était coupable de cette « nullité ». Le plus souvent, cela se manifeste par des douleurs musculaires ou articulaires, mais il arrive aussi que ce soit les organes ou les fonctions qui se dérèglent.

Carmen m'a été envoyée par une neurologue. Tout son corps était alors bloqué, dur comme un bloc de béton. Il était presque impossible de la toucher tant la douleur était intense.

Lors de notre rencontre, elle m'explique que ça fait plus de dix années qu'elle ressent ces douleurs, quasi de façon continue. En la questionnant, je comprends qu'elle culpabilise de ne pas avoir pu aider un proche autant qu'elle l'aurait voulu. Je lui fais prendre conscience qu'elle porte des « sacs-poubelles » de culpabilité, pétrifiés dans son corps alors qu'elle a fait de son mieux. Elle finit par admettre qu'elle est une belle personne et qu'elle peut être fière d'elle et de ce qu'elle a fait.

.../...

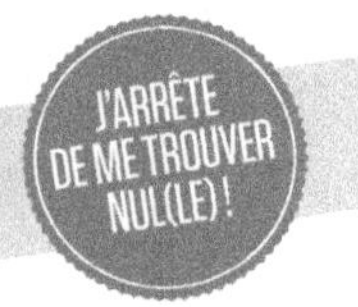

La « punition » inconsciente qu'elle s'infligeait injustement depuis si longtemps peut enfin cesser. Sa tête, son cœur et son corps se sont réconciliés. Le lien corps-esprit ayant été réinitialisé, son corps a été d'accord pour qu'on l'aide à retrouver l'harmonie. Peu à peu, le mouvement de vie reprit dans les fascias, les tissus et les muscles, et l'énergie vitale se remit à circuler à nouveau correctement.

En quelques séances, les douleurs ont diminué progressivement.

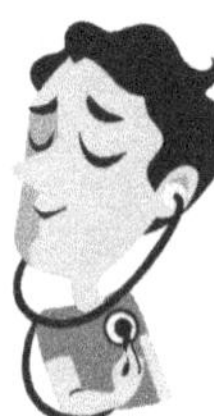

Auto-observation

Mon corps	Ce qui me concerne le plus
Mes maux du quotidien	1.
	2.
	3.
	4.
	5.
	6.

Les comportements et attitudes

La communication

Dès que vous croisez quelqu'un, vous vous en faites automatiquement une opinion immédiate.

Vous pouvez penser par exemple : « Il a l'air sympathique, pressé, en colère parce qu'il parle fort, il travaille dans un bureau parce qu'il a un costume, il a un regard méchant, il est sûrement très sportif, il a l'air tout mou, il doit avoir des problèmes, il est chétif et fragile, il pourrait sourire, il a une sale tête, etc. »

La communication s'exprime par trois voies principales :

- **Le verbal.** Ce sont les mots que je dis, mon langage, mon message, mes phrases, les idées et les pensées que j'exprime. Il s'agit bien du verbe, de ce que je dis pour me faire comprendre.
- **Le paraverbal.** C'est la façon dont je le dis : ton, intonation, portée et rythme de ma voix.
- **Le non-verbal.** C'est le langage de mon corps : les gestes et postures, l'attitude, le regard, les expressions et mimiques du visage ; le non-verbal joue un rôle fondamental et majeur dans la communication.

Même si nous pouvons entendre que nous sommes doués de la parole et c'est ce qui nous permet de mieux communiquer, la parole n'est pas l'élément essentiel. On peut dire que le verbal pèse moins de 10 % dans notre communication globale ! Plus de 90 % de la communication passent par ce que le corps envoie et la façon dont les choses sont dites.

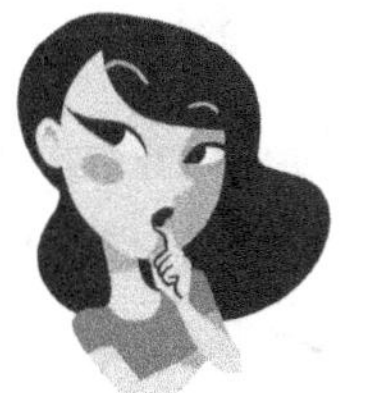

Les messages verbaux et non verbaux

Albert Mehrabian, professeur de psychologie à l'université de Californie (Los Angeles) est devenu célèbre pour ses publications sur la différence d'impact entre les messages verbaux et non verbaux. Ses résultats sur les messages contradictoires des sentiments et des attitudes ont été cités dans le monde entier, dans des conférences sur les communications humaines, et sont également connus sous le nom de « règle des 7 % – 38 % – 55 % ».

- ✔ 7 % de la communication est verbale et passe par la signification des mots ;
- ✔ 38 % de la communication passe par l'intonation et le son de la voix ;
- ✔ 55 % de la communication passe par le visage et le langage corporel.

Source : Wikipédia.

Se trouver nul, cela se voit

Nos expressions, nos attitudes et nos comportements en disent extrêmement long sur nous.

Ce que nous sommes à l'intérieur et la façon dont nous nous estimons se transposent dans nos actes. En prendre conscience, c'est pouvoir agir et mener à bien des changements adaptés à nos objectifs de vie.

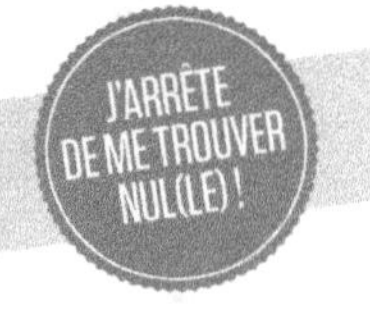

Comment se fait-il qu'un ami puisse vous dire au premier regard : « Que t'arrive-t-il ? Tu n'as pas l'air dans ton assiette, tu as l'air soucieux ? » À quoi l'a-t-il vu ? Vous ne lui avez encore rien dit.

Son cerveau a tout simplement fait un travail gigantesque en une fraction de seconde en « scannant » votre visage et votre corps. Il les a comparés à une énorme bibliothèque d'expressions stockées dans sa mémoire. Il en a conclu que les sourcils froncés, le front plissé, les lèvres pincées, la tête baissée et le corps tendu signifiaient que vous êtes soucieux.

Imaginez le nombre d'informations que vous délivrez par votre simple présence physique. Les messages externes en disent long sur votre état interne du moment.

Nous restons des animaux instinctifs. Lorsque nous rencontrons quelqu'un pour la première fois, le décodage se fait grâce à l'instinct (c'est le « mode comparatif » dont nous avons parlé précédemment).

Cependant, notre mental a besoin d'entrer en action et cherche à reprendre les rênes. Il est à l'affût de quelque information que ce soit.

Par exemple, si vous vous trouvez nul et qu'en plus, vous vous présentez comme tel, le mental de votre interlocuteur n'aura aucun effort à faire et il sera content d'avoir une info « prémâchée » sur laquelle se fonder.

Donc, si, dès la première rencontre, que ce soit sur le plan personnel ou professionnel, vous apparaissez avec votre étiquette symbolique « Je suis nul » collée sur le front, l'autre personne se fera son opinion en fonction de cela et vous considérera comme tel.

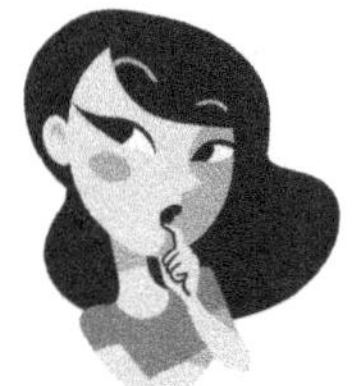

On peut lire sur les visages

Paul Ekman, né le 15 février 1934, est un psychologue américain. Il fut l'un des pionniers dans l'étude des émotions dans leurs relations aux expressions faciales (théorie de détection des micro-expressions élaborée à partir d'études sur les sociétés primitives et leurs réactions universelles à diverses photographies). Il est considéré comme l'un des cent plus éminents psychologues du XXe siècle. (Source : Wikipédia)

Il a inspiré la série américaine *Lie to me*.

Le Dr Cal Lightman, héros de la série, est spécialisé dans la détection du mensonge dans le cadre d'enquêtes criminelles qu'il résout au sein de son agence de détectives privés. Il décrypte les expressions du visage pour détecter un mensonge ou une vérité.

Se trouver nul, c'est jouer un rôle

Le triangle de Karpman est un scénario relationnel dans lequel les protagonistes entrent plus ou moins consciemment.

C'est un jeu psychologique perdant où chacun joue un rôle en fonction des autres protagonistes.

On l'appelle aussi « Jeu dramatique » tant l'issue paraît fatale et négative pour les joueurs.

Il prend la forme symbolique d'un triangle dont les pointes définissent les trois rôles possibles :

- la victime,
- le persécuteur,
- le sauveur.

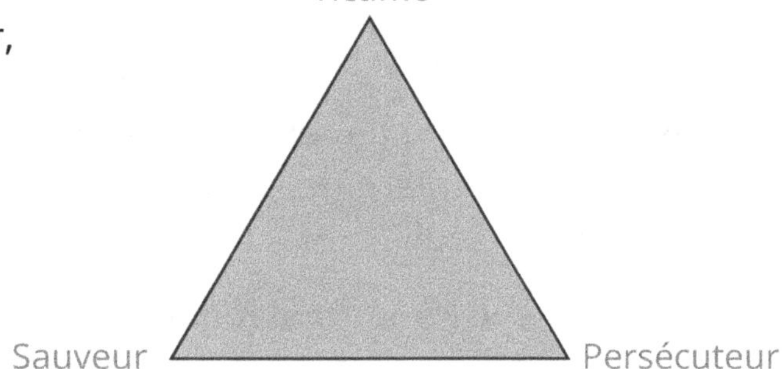

Le triangle de Karpman

Prenons un exemple : j'endosse le rôle de victime en disant aux personnes qui veulent bien l'entendre : « Je suis nul, je ne vaux rien. »

C'est comme si vous passiez une petite annonce : « Victime cherche persécuteur ou sauveur pour soirée d'ambiance, voire plus si affinités ».

Que se passe-t-il alors ? Vous allez avoir du succès et un certain nombre de personnes vont répondre à votre annonce :

– Persécuteur : OK, je confirme que vous êtes nul et en plus je vais bien appuyer sur les faiblesses que j'aurais remarquées, je vous rappellerai régulièrement la situation par mes mots, mes gestes, mes pensées. Dès que vous ferez quelque chose dont vous pourriez être fier, je vous couperai l'herbe sous le pied en vous rappelant la règle du jeu : vous êtes victime et je vous persécute.

Il se peut même que plusieurs personnes jouent avec vous en même temps : votre patron, vos collègues, votre famille, vos voisins et vous-même…

– Sauveur : OK, j'arrive avec ma cape et mon épée ! « Mais non, vous n'êtes pas nul, est-ce que je peux faire quelque chose pour vous ? », « Vous n'y arrivez pas ? Laissez-moi faire, je sais… moi », « Mon pauvre, ce n'est pas facile la vie mais je m'occupe de tout, ne vous inquiétez pas ». Et là aussi, les prétendants au jeu risquent d'être nombreux. Encore une fois, votre patron, votre famille, vos amis etc.

Dans ce cadre, vous remarquez que les deux catégories (sauveur et persécuteur) alimentent parfaitement ce que vous recherchez inconsciemment, c'est-à-dire passer pour une victime.

Dans les deux cas, la victime est nourrie du besoin de reconnaissance. Le persécuteur confirme le jeu en disant « Tu es nul », et donc la victime a justifié le fait qu'elle se trouve nulle.

Le sauveur confirme également le jeu en disant « Mais non, tu n'es pas nul ». En faisant les choses à la place de la victime, il lui confirme qu'elle n'a pas le niveau pour réussir seule.

Voilà pourquoi cela s'appelle le « Jeu dramatique ».

Le plus « dramatique » dans ce jeu, c'est que certaines personnes vont entrer dans la partie sans qu'il y ait eu de petite annonce passée ! En effet, elles scrutent autour d'elles et se jettent sur des joueurs potentiels parce qu'elles les repèrent à leurs attitudes et leurs comportements. Effectivement, dès que vous croisez quelqu'un dans la rue, vous communiquez avec, même sans le vouloir.

Pour parachever notre présentation du jeu dramatique, je vais vous raconter une petite histoire édifiante.

En plein hiver, un promeneur découvre un oisillon dans une bouse de vache fumante, au beau milieu de la neige. Bien au chaud, il piaille et se tortille de béatitude. Mais l'homme, convaincu qu'il est dans la détresse, pris de pitié, le récupère, l'essuie et le dépose sur le poteau d'une clôture enneigée. Il repasse une heure après et découvre le petit oiseau congelé, mort de froid. La morale de cette petite histoire est que :

- ne faites pas de suppositions ;
- ne cherchez pas à sortir quelqu'un de la « merde » tant qu'il ne vous l'a pas demandé explicitement ;
- arrêtez de vous positionner en sauveur.

Se trouver nul, c'est s'isoler

Nous sommes des êtres sociaux. Nous ne vivons jamais complètement isolés, à quelques exceptions près. Notre vie est organisée en fonction de nos besoins et de nos objectifs, mais aussi des contacts que nous entretenons avec les autres. Ils correspondent aux différents cercles de nos relations, du plus proche au plus large.

Entrer en relation, c'est communiquer. Nous envoyons des informations et recevons des « feedbacks » des autres et de l'environnement. Savoir que l'autre nous a vu, touché, parlé, constitue une forme de reconnaissance de notre propre existence, une façon de savoir comment il nous apprécie ou non et à quel niveau. Ces échanges nous permettent d'être acceptés et de nous sentir socialement utiles pour pouvoir vivre et progresser, grandir.

Se trouver nul, c'est mettre en place des stratégies d'évitement et de dévalorisation dans la relation à autrui. Une personne qui s'isole s'autoalimente en vision négative d'elle-même et du monde qui l'entoure. Elle ne tient compte que de son propre avis déformé, se privant de points de vue extérieurs qui pourraient être enrichissants pour progresser, évoluer ou changer. De ce fait, elle ne fait aucune mise à jour possible de ses données personnelles. Elle finit même par refuser tout contact avec l'extérieur.

S'ensuit une perte de confiance et d'estime de soi. Laisser cette situation s'installer et perdurer, c'est construire une forteresse de plus en plus hermétique au monde, pouvant aller jusqu'à certains troubles pathologiques : l'isolement, la phobie sociale, le trouble de la personnalité évitante.

Si certains critères de l'encadré ci-après vous correspondent, pas d'affolement ! Ils font partie des questionnements sur la vie, sur soi, sur les autres. C'est même plutôt rassurant, d'être humain. Ce sont l'accumulation, l'excès et la persistance de ces données qui sont à craindre.

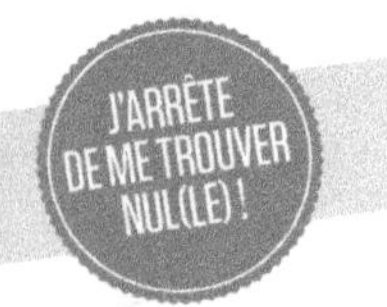

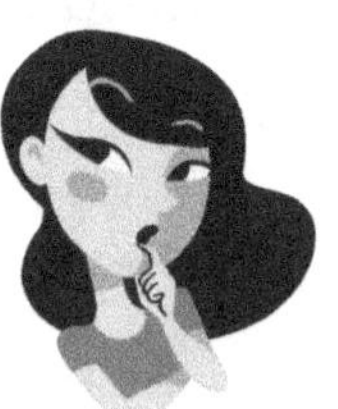

Le trouble de la personnalité évitante[2]

Elle se caractérise par une inhibition sociale, un sentiment d'incompétence et une hypersensibilité au jugement négatif d'autrui.

En voici les principales manifestations :

✔ La personne se perçoit comme socialement incompétente, sans attrait ou inférieure aux autres.

✔ Elle a du mal à s'impliquer avec autrui, à moins d'être certaine d'être aimée.

Elle évite les situations sociales ou professionnelles impliquant des contacts importants avec autrui, par crainte d'être désapprouvée, critiquée ou rejetée.

✔ Elle a du mal à prendre des risques personnels ou à s'engager dans de nouvelles activités par crainte d'éprouver de l'embarras.

✔ Elle est inhibée dans les situations interpersonnelles nouvelles, à cause du sentiment de ne pas être à la hauteur.

✔ Elle est réservée dans ses relations intimes par crainte d'être exposée à la honte et au ridicule

Les personnes qui souffrent de cette maladie ont des croyances limitantes en lien avec le fait de se trouver nulles, par exemple « Je suis inapte et indésirable », « Je vais échouer », « Il vaut mieux ne pas faire que de courir le risque d'échouer », « Je ne peux pas supporter les émotions négatives », etc.

Se trouver nul, c'est en faire pas assez ou trop

Face à leur certitude d'être nuls, certains font tout pour être transparents mais d'autres en font des tonnes pour faire semblant d'être quelqu'un de bien.

Les premiers vont se comporter comme une petite souris qui, à la moindre alerte, va se cacher dans son trou pour qu'on ne la voie plus. Ils ne portent pas de masque, on devine tout de suite qu'ils ne sont pas sûrs d'eux.

Les seconds vont se comporter comme un petit chaton qui, à la vue d'un énorme chien, va faire le gros dos et feuler pour faire croire qu'il est plus fort qu'il n'est, car il sait justement qu'il est le plus faible. Plus il est

---

2. DSM-5, 5e édition du Manuel diagnostique et statistique des troubles mentaux (« *Diagnostic and Statistical Manual of Mental Disorders* »), publiée par l'*American Psychiatric Association* en 2013.

persuadé qu'il ne fait pas le poids, plus il en rajoute : c'est à mourir de rire mais tellement mignon... quand c'est un petit chat.

Quand il s'agit de quelqu'un qui semble trop sûr de lui, qui « se la joue » comme on dit couramment, et semble même avoir un complexe de supériorité, c'est insupportable. Cependant, il ne s'agit souvent que d'un masque pour cacher une estime et une confiance en soi défaillantes. Il en rajoute pour masquer sa faiblesse ou pour se protéger des autres.

Se trouver nul selon la médecine traditionnelle chinoise

Selon l'énergétique chinoise, ces deux comportements opposés, liés à une mauvaise image de soi, dépendent d'un déséquilibre de l'énergie du méridien Cœur qui est en rapport avec l'amour de soi et la place qu'on estime mériter d'avoir ici-bas.

Nous vous proposons un peu de décodage psycho-énergétique de l'estime de soi, c'est-à-dire de découvrir les liens entre l'énergie vitale qui circule dans nos méridiens d'acupuncture (en l'occurrence, celui du cœur) et les aspects psycho-émotionnels et comportementaux qui lui sont associés.

Des problèmes de cœur (organe) peuvent être liés à des problèmes de cœur (émotionnel), ou de cœur (énergétique).

L'aspect énergétique du cœur correspond au méridien du même nom : il possède un aspect psychique ou « entité viscérale » appelée Shen : c'est la Conscience supérieure ou la Conscience organisatrice en relation avec l'évolution de soi et l'amour de soi. Le Shen est aussi lié à l'intelligence, la compréhension, la sagesse, l'intuition, la sérénité, l'acuité, la vacuité, l'intégrité...

Le cœur propulse la vie, au sens propre comme au sens figuré.

Il est considéré comme l'empereur, autour duquel tout s'organise. Il nous relie à nous-mêmes et à l'Univers.

Le fonctionnement de l'amour (amour des autres et amour de soi) est, comme celui du cœur, indépendant de notre volonté et il est rythmique, avec des phases de concentration et d'expansion, comme la contraction et le relâchement du cœur et son hyper ou son hypo-fonctionnement.

Généralement, pour celles et ceux qui se trouvent nuls, le problème est un manque d'amour, réel ou imaginaire, tout se passe comme si leur cœur n'était pas assez bien nourri pour propulser le sang dans tout l'organisme.

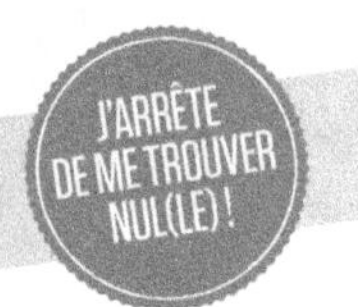

Cet amour manquant, ou mal reçu, ou mal donné à soi-même diminue l'estime de soi, la capacité à être soi, à s'épanouir, à être en connexion avec l'énergie Cœur. Elle est le reflet de l'amour que nous pouvons donner et recevoir mais aussi ressentir en nous. Lorsqu'elle est en déséquilibre, trop ou pas assez, cela reflète des blessures d'amour qui ont affecté l'amour de soi.

On peut distinguer les personnes en vide d'énergie du Cœur de celles qui sont en excès d'énergie du cœur.

La personne en vide de Cœur est souvent résignée, elle cherche à ne pas se faire remarquer car elle est persuadée d'être nulle donc ne pas être « aimable » : elle est souvent réservée, introvertie, parfois pessimiste, peu stimulée par son environnement.

Elle peut manquer d'entrain psychique, ne recherchant pas vraiment la plénitude et la joie, se retirant de sa vie, se repliant sur elle-même, elle n'ose pas aller vers l'avant et s'ouvrir à l'extérieur.

Elle est sans énergie, le feu de sa vie risque de s'éteindre, son organisme fonctionne au ralenti, ce qui, paradoxalement, entraîne une très grande dépense d'énergie, une intoxication progressive et un épuisement (comme une voiture en sous-régime). Elle parle souvent avec une petite voix pour ne pas se faire entendre, ni se faire remarquer.

Elle a généralement un teint pâle ou terne car le sang circule mal au niveau de sa peau, elle est « transparente », « invisible » ou le moins visible possible.

Elle transpire peu, ce qui se rapproche du fait qu'elle a du mal à s'extérioriser, la sueur étant non seulement un moyen d'évacuer des toxines (à rapprocher des événements de la vie devenus inutiles, voire nuisibles), mais elle permet aussi de transmettre des phéromones qui favorisent l'attirance entre individus d'une même espèce.

À l'opposé, face au manque d'amour, la personne en excès de Cœur est en rébellion et en demande de reconnaissance, dans l'agitation permanente avec des réactions émotionnelles excessives. Elle est dans l'extériorisation maximale, dans une joie apparente trop forte pour être vraie, proche de la surexcitation ou de l'hystérie.

Elle « brûle » trop d'énergie, produit trop de déchets et risque de finir par s'empoisonner et s'épuiser (comme une voiture en surrégime).

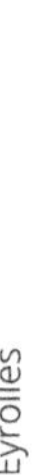

Elle cherche consciemment et inconsciemment à se faire remarquer pour être aimée, coûte que coûte, parce qu'elle ne s'aime pas assez.

On la voit bien, trop peut-être (elle a parfois le teint rouge et brillant), on la sent bien, trop peut-être (elle transpire facilement), on l'entend bien, trop peut-être (elle parle fort et vite). En bref, elle en fait trop.

Elle est dans le *faire*, dans l'*avoir*, mais pas assez dans l'*être*.

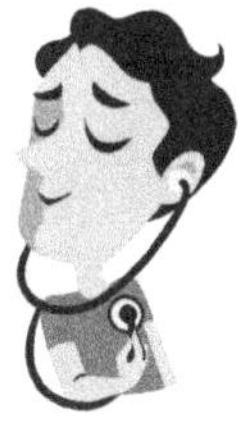

Auto-observation

Mes comportements	Ce qui me concerne le plus	
Ma communication	Non verbale	
	Paraverbale	
	Verbale	
Suis-je évitant ?		
Quel rôle je joue ?	Sauveur	
	Victime	
	Persécuteur	
Quel nul je suis ?	Vide d'énergie du Cœur	
	Excès d'énergie du Cœur	

Mon rituel

7. Ma satisfaction du jour

Aujourd'hui, j'ai fait de mon mieux pour :

. . . .

. . . .

. . . .

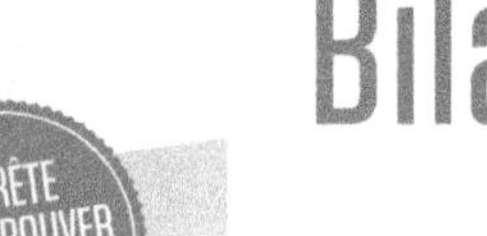

Bilan de la semaine 1

Après une semaine dans le rôle d'observateur :

- vous avez compris que vous n'êtes pas l'unique responsable de votre prétendu statut de « nul » et qu'il existe des solutions pour déplacer votre curseur vers la droite ;
- vous avez maintenant quelques pistes pour comprendre pourquoi vous en êtes là ;
- vous pouvez faire l'état des lieux de votre place sur la ligne de la nullité à la fierté.

Le plus important pour moi

0 : pas important – 5 : moyennement important – 10 : très important

Le poids de mon passé (éducation, culture, expériences, transgénérationnel)

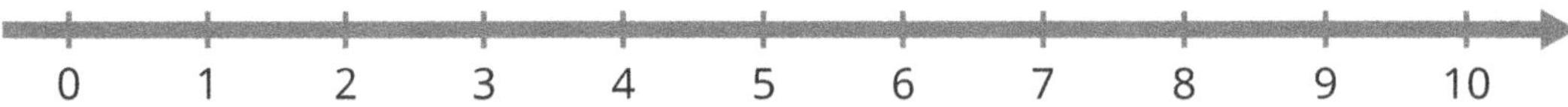

L'impact de mes diktats

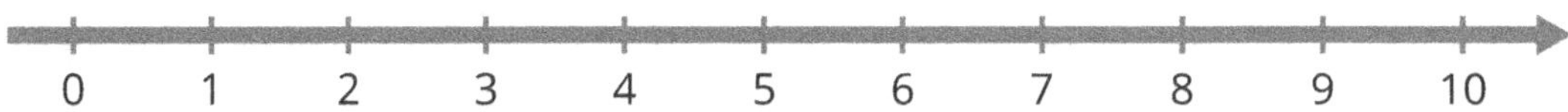

La « dictature » de mon mental

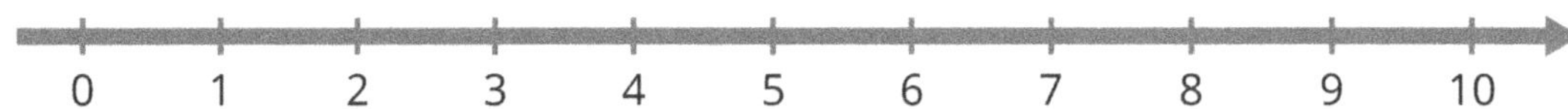

La puissance de mes émotions

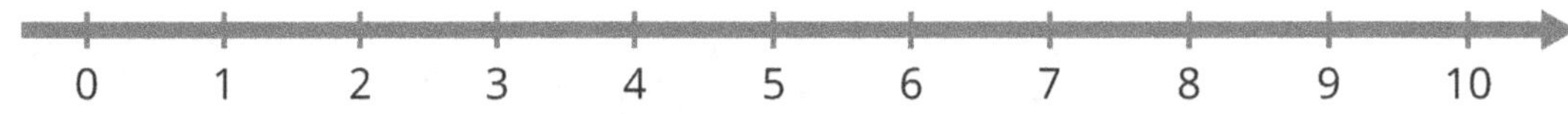

Les manifestations de mon corps

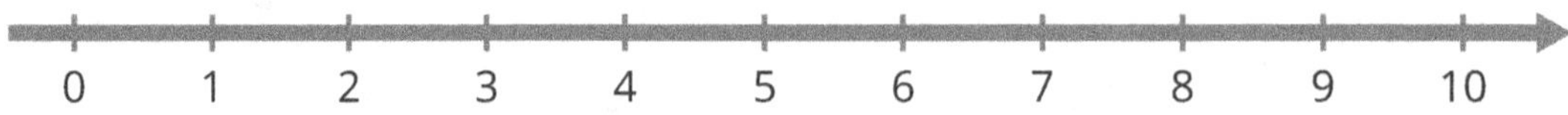

Mon curseur nul/fier

Positionnez-vous sur la ligne de nul à fier en entourant le chiffre correspondant.

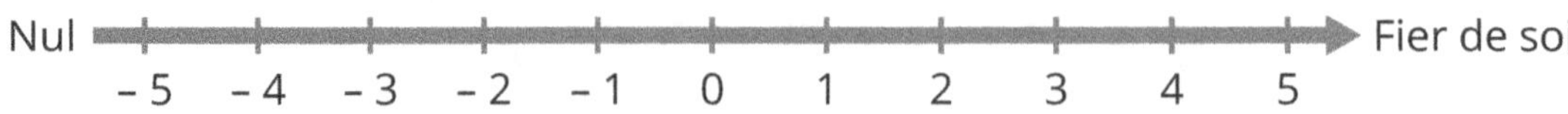

La carte mentale : programmation

Ou comment je me suis programmé pour me trouver nul.

Cochez chaque partie que vous avez assimilée et/ou qui vous concerne particulièrement. Dans ce cas, vous pouvez même utiliser une échelle de valeurs de 1 à 10 pour noter l'ordre croissant d'importance.

Pour valider le fait que vous suivez bien le rituel, cochez les « likes » que vous avez effectués et faites ceux que vous n'avez pas encore faits.

Une carte mentale (Mind Map®) se lit dans le sens des aiguilles d'une montre, en commençant en haut à droite.

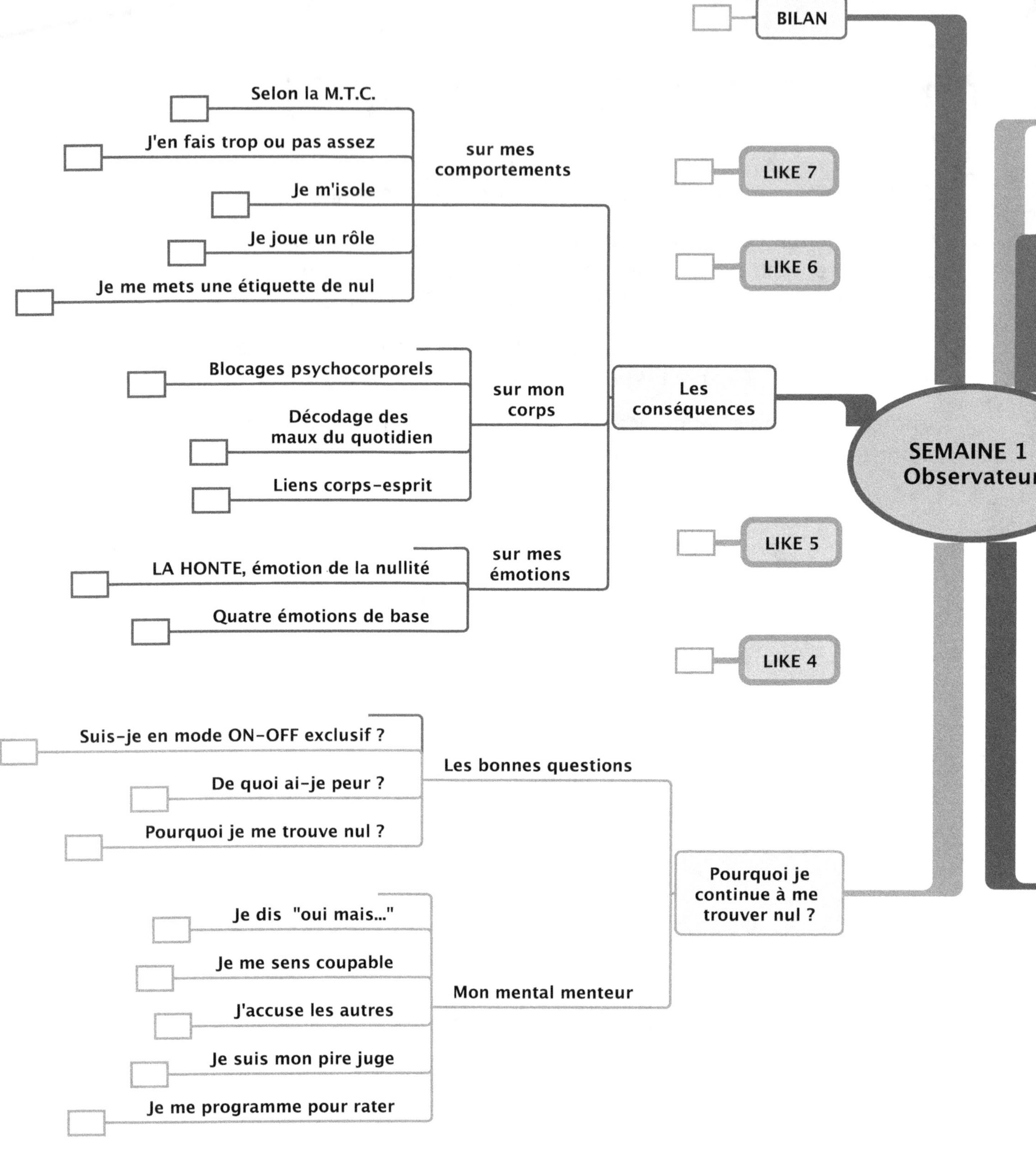
Selon la M.T.C.
J'en fais trop ou pas assez
Je m'isole
Je joue un rôle
Je me mets une étiquette de nul
sur mes comportements
Blocages psychocorporels
Décodage des maux du quotidien
Liens corps-esprit
sur mon corps
LA HONTE, émotion de la nullité
Quatre émotions de base
sur mes émotions
Les conséquences
BILAN
LIKE 7
LIKE 6
LIKE 5
LIKE 4
SEMAINE 1
Observateur
Suis-je en mode ON-OFF exclusif ?
De quoi ai-je peur ?
Pourquoi je me trouve nul ?
Les bonnes questions
Je dis "oui mais..."
Je me sens coupable
J'accuse les autres
Je suis mon pire juge
Je me programme pour rater
Mon mental menteur
Pourquoi je continue à me trouver nul ?

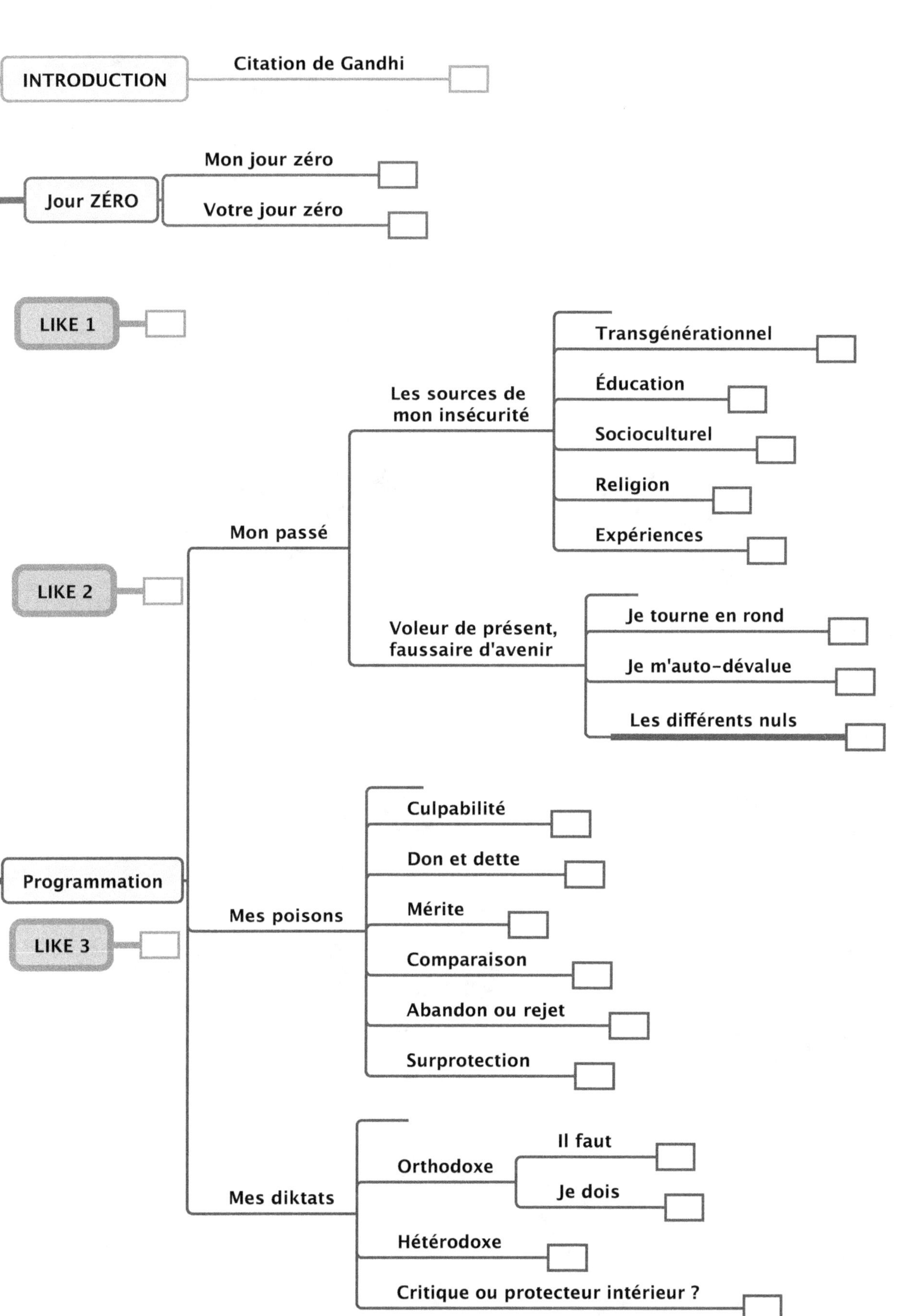

INTRODUCTION
Citation de Gandhi
Jour ZÉRO
Mon jour zéro
Votre jour zéro
LIKE 1
LIKE 2
Mon passé
Les sources de mon insécurité
Transgénérationnel
Éducation
Socioculturel
Religion
Expériences
Voleur de présent, faussaire d'avenir
Je tourne en rond
Je m'auto-dévalue
Les différents nuls
Programmation
LIKE 3
Mes poisons
Culpabilité
Don et dette
Mérite
Comparaison
Abandon ou rejet
Surprotection
Mes diktats
Orthodoxe
Il faut
Je dois
Hétérodoxe
Critique ou protecteur intérieur ?

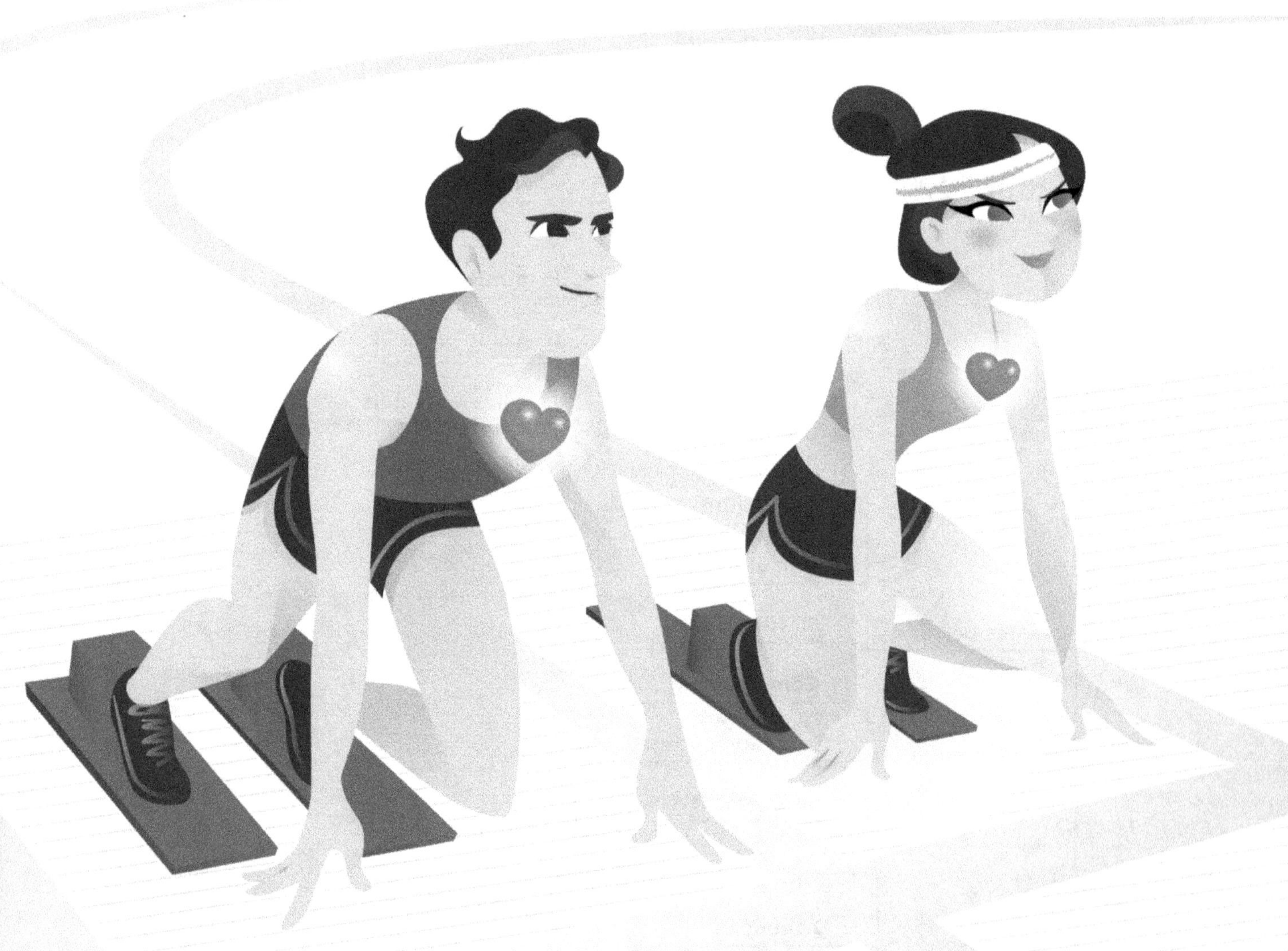

SEMAINE 2

Je suis acteur : déprogrammation

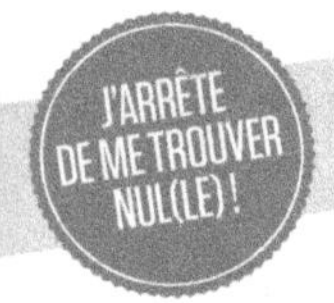

En devenant acteur, vous allez expérimenter et mettre en place des outils pour vous déprogrammer.

Mené par votre « mental-menteur », vous avez ancré en vous un certain nombre de certitudes conscientes ou inconscientes, issues des expériences du passé et du transgénérationnel. Elles ont provoqué en vous des réactions émotionnelles et corporelles et des modes de fonctionnements formatés par cette idée que vous êtes nul.

Les outils proposés vous permettront de vous débarrasser de certains « boulets » du passé et d'activer certaines qualités indispensables au processus de changement, notamment votre capacité à être et à vivre en Conscience.

CHAPITRE 5
Je change

*« Mon Dieu, donne-moi la sérénité d'accepter
ce qui ne peut pas être changé, le courage de changer
ce qui devrait l'être et la sagesse d'en faire la différence. »*

Cette ancienne prière est attribuée par l'opinion populaire à Saint François d'Assise.

Cependant, malgré de nombreuses recherches, le mystère de son origine demeure toujours. Il y a encore une incertitude quant au détenteur de « la plume et du cerveau » qui a été le premier à formuler ces pensées éternelles.

Quoi qu'il en soit, une telle prière est aussi vieille que l'éternité et aussi neuve que demain. Si elle est si souvent citée, c'est qu'elle est formulée si simplement et si clairement qu'elle répond exactement aux besoins de l'homme.

Pourquoi changer ?

Vous êtes quelqu'un de bien, mais vous refusez cette idée, car vous vous trouvez nul. Vous êtes envahi par des émotions contradictoires : votre corps, vos relations et vos actions en subissent les conséquences. Prenez conscience que cela provoque un conflit interne entre votre âme et votre mental.

Dans un premier temps, acceptez déjà que vous n'êtes « pas si mal » que cela, en reconnaissant vos qualités et en regardant vos « défauts » comme des points d'amélioration.

Débarrassez-vous des encombrements de votre passé : comprenez que vos pensées négatives, vos échecs et les crises que vous avez traversées n'ont été que des expériences pour vous aider à grandir.

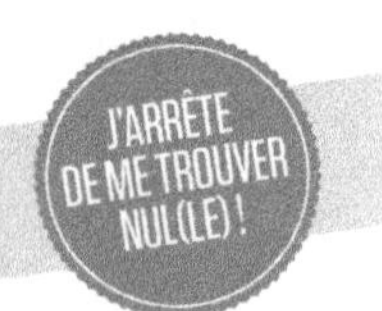

Osez prendre le chemin de l'évolution de soi, puis gardez le cap, afin de pouvoir enfin être fier de vous.

Si vous étiez sur la bonne voie, celle qui nourrit votre âme, qui vous permet d'être en harmonie sur tous les plans de votre être, vous auriez tout intérêt à rester dans cette direction de vie.

Cependant, si vous avez ce livre entre les mains, c'est probablement que vous ressentez un malaise, une inquiétude, une insatisfaction. Peut-être avez-vous mal au corps, au cœur ou à l'âme. C'est un signe, cela veut dire que vous n'êtes pas en harmonie avec vous-même donc, par égard pour tout votre être, par respect pour vous-même ou par confort, vous vous devez de chercher à sortir de là.

Les prérequis au changement

Avant d'entrer dans le vif du sujet, il m'a semblé important de faire un point sur ce que vous aurez à travailler durant cette deuxième semaine :

- ouvrir votre Conscience ;
- faire preuve de discernement ;
- accepter ce qui est ;
- lâcher prise sur ce qui vous freine ;
- faire confiance à la vie et à vous-même ;
- vous engager à devenir acteur de votre évolution ;
- rester vigilant afin de ne pas replonger et être conscient de vos progrès.

Je lâche prise

Qu'est-ce que lâcher prise ?

Plus on cherche à tout contrôler, à tout maîtriser, à garder ses certitudes et ce qui encombre, plus on s'enfonce. On dépense son énergie inutilement au lieu de l'utiliser pour rebondir et évoluer.

De façon métaphorique, quand vous touchez le fond, c'est le moment où vous avez tout lâché, tout vidé. C'est seulement là que vous pouvez vous remplir de quelque chose de nouveau.

Pour devenir acteur de votre changement, il vous faudra donc vous débarrasser de vos anciennes habitudes, vous ouvrir à l'univers de tous les possibles qui s'offre à vous.

Lâcher prise, ce n'est surtout pas adopter une stratégie d'évitement et faire comme si tout allait bien.

Les échecs subis, les obstacles rencontrés font grandir et avancer sur le chemin de la vie. Ils indiquent qu'on n'avait pas emprunté la bonne direction. Éviter de se confronter à tout événement qui entre en résonance avec des souffrances passées, c'est se priver de la puissance de ces signaux comme moyen d'évolution.

Le but est d'évoluer, de se confronter à ses démons intérieurs, à un passé douloureux, à des habitudes de fonctionnement délétères. Activez votre Conscience et votre discernement pour accepter ce qui doit l'être puis libérez-vous de ce qui bride vos ailes.

L'acceptation

Vous n'avez pas le choix. Vous devez accepter ce que vous êtes. C'est la seule façon d'avancer et de changer.

Jusqu'à aujourd'hui, vous avez mis en place des stratégies qui vous ont épuisé, et qui vous ont pris le peu d'énergie qu'il vous restait. Elles ont phagocyté votre temps et peut-être vidé votre portefeuille en soins et thérapies divers et variés.

Cependant, vous en êtes toujours au même point. Vous vous trouvez toujours nul. Les changements sont tellement minimes par rapport aux efforts fournis que le retour sur investissement est décevant et décourageant. Continuer sur cette voie ne vous mènera nulle part.

Alors, acceptez que vous avez un déséquilibre dans votre vie et surtout arrêtez de lutter contre. Sinon vous ne ferez que renforcer le cercle vicieux de votre malaise, en l'alimentant.

Mais attention, accepter, ce n'est pas renoncer. C'est arrêter de vous cogner contre le mur qui est devant vous depuis longtemps et qui vous empêche d'avancer. Actez sa présence afin de pouvoir commencer à chercher une stratégie pour en faire quelque chose de positif, en Conscience.

La confiance

Puisqu'il s'agit de confiance en la vie, on peut plutôt parler de foi. Non pas la foi religieuse mais plutôt la foi aveugle qui permet de croire en ses capacités et que tout est possible, quel que soit le chemin à parcourir.

Cette « croyance » ou « conviction intime » va mobiliser un ensemble de processus physiologiques, mentaux, émotionnels. Notre être ne se limite pas seulement à notre corps physique et psycho-émotionnel. Chacun de nous a la possibilité de se connecter à sa puissance intérieure pour activer ses propres ressources.

La foi s'attache à la chance, aux signes, à l'intuition. Il faut donc se mettre à « avoir la foi comme on respire ». Tout devient alors plus simple car le fait de croire complètement en la réussite et en soi, d'accepter totalement l'idée qu'on est quelqu'un de bien, peut en permettre la réalisation.

La chance n'est qu'une affaire de foi. Il s'agit de voir les opportunités qui sont toujours autour de nous, d'être convaincu qu'elles sont pour nous et que nous pouvons les saisir et enfin… de se les approprier !

Le discernement

Soyez objectif et faites preuve de discernement pour distinguer ce que vous faites mal de ce que vous faites bien : certes, il vous reste des points d'amélioration, mais vous avez aussi plein de qualités : dans le fond vous n'êtes pas si nul, c'est une certitude !

Comprenez que vous n'êtes pas ce que vous faites, mais que vous êtes qui vous êtes : si vous faites quelque chose de nul, vous n'êtes pas nul pour autant.

Ne confondez pas le faire et l'être.

Si vous êtes entouré d'énarques, vous risquez de vous trouver nul. Vous n'êtes simplement pas adapté à votre environnement. En revanche, si vous êtes musicien et que vous en rencontrez d'autres alors vous vous sentez à la hauteur.

Vous allez à une soirée de gala habillé en jogging, vous faites « tache » parce que ce n'est pas le lieu pour. C'est juste votre code vestimentaire qui n'est pas adapté à la situation. La prochaine fois, vous mettrez une tenue de soirée.

Vous êtes à Londres et vous parlez mal anglais. Vous ne comprenez pas ce qu'on vous dit, donc vous vous trouvez nul. C'est juste un problème de compétences. Tout s'apprend : apprenez l'anglais !

8. Ma curiosité du jour

Aujourd'hui, j'ouvre ma Conscience à un nouveau sujet.

. . . .

. . . .

. . . .

J'ouvre ma Conscience

Qu'est-ce que la Conscience ?

La Conscience, avec un grand C, c'est notre essence la plus intime et en même temps, le champ d'informations à l'origine de tout ce qui existe.

C'est ce qui n'est pas sous l'influence du mental, des émotions, du passé, du présent, du futur, du transgénérationnel, de l'inconscient…

C'est notre être le plus total. C'est ce qui « est » et qui « sait » ce qui est bon pour soi. C'est ce qui est toujours là pour nous guider, mais que nous ignorons souvent.

Si vous vous trouvez nul, c'est que vous avez perdu la connexion avec votre Conscience.

Petite voix intérieure, elle « fait » pourtant tout ce qu'elle peut pour vous aider. Elle vous indique, par le biais de l'intuition ou par des « signes » extérieurs ce qui est *juste* pour vous.

Tous les courants spirituels prônent d'être à l'écoute de soi. Mais comment l'être, si l'on ne sait même pas ce que l'on doit entendre ?

Il faut avant tout accepter de se donner un peu de temps, sans rien faire, sans rien chercher, sans rien attendre, juste être là, dans l'instant présent… puis écouter.

Imaginez-vous pouvoir entendre quelque chose de très subtil, de très léger, si vous vous trouvez dans un immense brouhaha ?

Alors, de temps en temps, mettez-vous dans des conditions silencieuses. Nous parlons de tous les silences (le silence étant aussi « l'absence de »), du silence sonore, visuel, du silence d'action, de pensée, du silence relationnel, affectif, du silence de désir…

C'est seulement à partir de ce moment-là que vous pourrez entendre, voir ou deviner des indices qui vous montreront si vous êtes ou non dans la bonne direction.

Votre voix (voie) intérieure fera taire les mots de votre mental pour :
- vous aider à discerner ce qui est juste pour vous ;
- vous faire comprendre la force du lâcher-prise ;
- vous apporter la motivation, les moyens et la persévérance pour y arriver ;
- vous permettre de saisir les opportunités et d'utiliser les moyens nécessaires pour évoluer ;
- aiguiser votre intuition, la voie par laquelle elle passe pour vous guider ;
- vous ouvrir « grand les yeux », afin que vous puissiez voir les gens qui croisent votre route et qui peuvent vous aider ;
- vous souffler à l'oreille de lire tel livre ou de voir tel film qui vous donnera des éléments de réponse ;
- vous rappeler à elle, si vous vous êtes déconnecté…

Pendant ces moments « d'éveil », de connexion avec votre nature profonde, votre Conscience vous reliera à ce que vous savez profondément au fond de vous, à la voie qui est la vôtre.

Il y aura toujours, ne serait-ce que quelques secondes, un moment durant lequel vous saurez « comme une évidence » que vous êtes sur le bon chemin et que vous êtes quelqu'un de bien.

L'engagement

S'engager sur une route, dans une relation, une action, c'est décider de faire un premier pas dans une direction. C'est un acte volontaire qui nécessite un mouvement vers l'avant. Il n'y a que vous qui puissiez le faire, personne d'autre.

Dans la pensée des philosophes existentialistes, l'engagement est fondamental. Chaque individu en fait le choix et en assume pleinement les conséquences. Grâce à cette démarche, il donne un sens à son existence.

Choisir la voie de l'évolution personnelle, c'est passer un pacte avec soi-même pour changer. C'est prendre la décision de démarrer et s'engager à avancer. Si l'on n'a pas fait cette démarche, même si l'on a tout lâché, si l'on a tout compris, si l'on a mobilisé toute l'énergie nécessaire, rien ne se passera. Se fixer des objectifs et décider de les atteindre progressivement ne suffit pas.

Il faut l'impulsion, la force de volonté pour partir vers son but.

S'engager, c'est avant tout passer la première vitesse pour accéder au début du parcours puis persévérer pour ne pas caler.

La patience

Une fois qu'on s'est engagé, le plus dur est de ne pas vouloir un résultat immédiat, et de faire preuve de patience.

La patience est la mère de la réussite. C'est elle qui nous donne le juste tempo, qui nous modère dans nos élans afin de franchir en Conscience chacune des étapes nécessaires, voire indispensables pour atteindre un par un les différents objectifs que l'on s'est fixés, puis le but final.

Ayez conscience que si vous ne franchissez pas les obstacles qui se présentent à vous durant ce voyage vers l'autre vous-même « fier de lui », le travail d'évolution personnelle n'aura pas été fait complètement.

La vie risque de vous présenter à nouveau des épreuves pour vous faire « retravailler » ou « comprendre » ce qui ne l'a pas été suffisamment. La patience est en lien avec le lâcher-prise, mais aussi avec la Conscience.

La vigilance

C'est une attention ouverte, dans laquelle vous êtes le spectateur de ce qui est en train de se passer mais aussi le témoin de vos sensations internes ou externes vis-à-vis des expériences vécues.

Vos perceptions sensorielles vous renseignent sur le monde qui vous entoure. Vos ressentis psycho-émotionnels sont des indicateurs de votre monde intérieur.

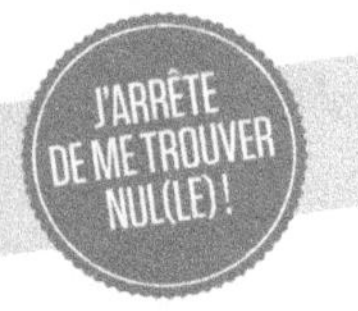

Quand vous êtes vigilant, vous êtes capable de prendre de la hauteur pour voir l'influence de votre environnement sur votre « corps-esprit » et la façon dont celui-ci interprète et dirige vos actions. Vous percevez clairement leur interrelation.

Vous conservez, à tout instant, une vue d'ensemble de la situation et des tensions mentales, émotionnelles ou physiques qu'elle peut provoquer.

L'obsession mentale vous fait tourner en rond. Elle correspond à un mouvement de fermeture. L'état de vigilance permet une approche globale et correspond à un mouvement d'ouverture.

Dans cet état, toute obsession mentale cesse. Vous ne pouvez donc plus « vous trouver nul ».

Pour vivre dans la vigilance :
* vivez avec les yeux émerveillés d'un enfant ;
* voyez une opportunité, un moyen d'évoluer derrière chaque difficulté ;
* soyez dans l'instant présent sans vous encombrer du passé et vous angoisser à propos de l'avenir ;
* constatez ce qui est et descendez de la balançoire du négatif : d'un côté vous refusez systématiquement de le voir, donc vous vous leurrez, de l'autre côté, vous ne voyez que lui, donc vous vous découragez. Alors, soyez attentif, sans trop vous impliquer, pour éviter la dissimulation et le découragement ;
* observez de façon constructive vos agissements et vos réactions en fonction des circonstances et des événements.
* constatez vos défauts et vos défaillances et considérez-les comme des points d'amélioration, des pivots pour évoluer ;
* soyez capable de voir vos qualités et de chercher comment en faire des atouts ;
* sachez où vous en êtes sur votre chemin personnel : déterminez objectivement la partie parcourue et celle qu'il vous reste à parcourir.

Autodiagnostic

Je change	Ce que je fais
Je lâche prise	
J'accepte	
Je fais confiance	à moi
	aux autres
	à la vie
Je discerne	
J'ouvre ma Conscience	
Je m'engage	
Je suis vigilant	

Mon rituel

9. Mon engagement du jour

Aujourd'hui, je m'engage à :

. . . .

. . . .

. . . .

CHAPITRE 6
Les outils du changement

Ce qu'il vous faut maintenant, ce sont des outils pour changer. Je vais vous en proposer quelques-uns qui ont fait leurs preuves. Ils sont fondés sur les traditions ancestrales et sur les nouvelles découvertes en neurosciences et en psychologie.

Ils vont vous permettre d'ouvrir votre Conscience afin d'augmenter vos capacités d'observation et de discernement, de développer votre aptitude à lâcher prise et votre faculté à accepter ce qui est pour :
- faire la part des choses ;
- comprendre que c'est possible de changer et que c'est le moment ;
- trouver des solutions ;
- vous prendre en flagrant délit de vous trouver nul ou d'autosabotage ;
- vous éviter de revenir en arrière ;
- observer vos progrès.

La cohérence cardiaque

Une « nouvelle » technique très ancienne

La cohérence cardiaque (CC) est fondée sur les traditions les plus anciennes (utilisation de la respiration) et sur les récentes découvertes en neurosciences.

Apparue aux États-Unis dans les années 1990, elle a été mise en avant en 2000 par le Dr David Servan Schreiber qui lui a consacré un chapitre complet dans son livre *Guérir*. Elle est aujourd'hui intégrée dans le milieu médical et fait partie des méthodes efficaces et reconnues pour la gestion du stress, des émotions et de l'anxiété. Elle permet de prévenir et de traiter un ensemble de troubles et pathologies qui y sont liés (diabète, cholestérol, asthme, hypertension, dérèglements hormonaux, douleurs, problèmes de sommeil, addictions)…

Au CHU de Lille, elle est proposée comme outil essentiel et est enseignée dans le cursus du master de gestion des émotions, du stress et de l'anxiété.

Chacun peut la pratiquer à la maison, au travail, lors des conflits ou des challenges…

Depuis quelques années, elle s'est développée dans différents corps de métiers d'urgence et a fait son entrée dans les outils de gestion des risques psychosociaux au cœur de certaines organisations publiques et entreprises privées (notamment dans certains postes de commandement de sécurité de grandes entreprises).

Elle rencontre un succès croissant auprès du grand public, des professionnels de santé (dont les sages-femmes), des professions à risques, mais aussi des sportifs.

Elle trouve également sa place dans un nombre grandissant de cabinets de thérapeutes et chez les coachs. À titre d'exemple, les pilotes de chasse de l'armée de l'air française l'ont adoptée dans leur protocole d'entraînement.

Je m'en sers moi-même pour démarrer ou terminer mes séances de shiatsu, de fasciathérapie et de reprogrammation cellulaire. Cela permet de mettre la personne en état de concentration, de focalisation sur sa respiration et sur ses émotions. Elle devient alors plus réceptive aux informations qui lui sont données, verbalement ou par la voie énergétique.

En septembre 2014, la Fédération française de cardiologie a lancé une campagne de sensibilisation « Bien vivre, c'est prendre soin de sa santé ». Un des premiers ennemis du cœur, selon les cardiologues, c'est le stress. Pour le réduire, ils ont proposé dix règles d'or à suivre quotidiennement, dont la première est justement la respiration en cohérence cardiaque qui favorise le maintien d'un meilleur équilibre cardiorespiratoire.

À quoi ça sert ?

La cohérence cardiaque est un outil efficace qui peut vous permettre de vous libérer des situations de rumination sur des échecs ou des humiliations du passé qui ont plombé votre estime de vous. Elle vous aide aussi à moins subir l'anxiété d'anticipation face à des situations stressantes ou des challenges à venir que vous craignez de ne pas réussir par manque de confiance en vous. Vous pourrez rester vous-même malgré les remarques désobligeantes ou destructrices que vous entendrez éventuellement ou revenir rapidement à un état de calme intérieur si cela vous a quand même impacté.

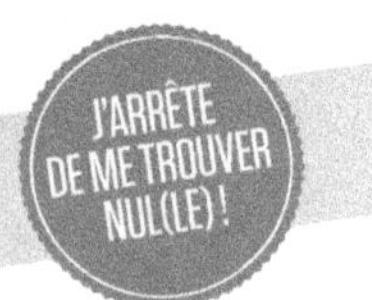

	Passé		**Futur**
	Bons souvenirs		
+	Expériences	**Présent**	Projets
−	Rumination		Anxiété

La cohérence cardiaque vous aide également à gérer le stress et les émotions. Voici une métaphore qui va vous aider à comprendre.

Sur une route nationale, encombrée des deux côtés, vous voulez doubler un camion.

Vous devez avoir le discernement nécessaire pour trouver pile le bon moment avant qu'une voiture n'arrive en face, vous devez avoir la puissance nécessaire pour accélérer suffisamment vite et enfin vous devez vous rabattre le plus rapidement possible.

La cohérence cardiaque vous apporte justement le discernement pour passer à l'action de façon juste, pile au bon moment, l'énergie nécessaire pour agir ou réagir et enfin une capacité de récupération très rapide afin de retrouver l'équilibre très vite. Donc pas d'anxiété avant, pas de perte d'énergie inutile pendant et pas de fatigue après l'événement.

Comment ça marche ?

L'approche physiologique

Quand il est en cohérence, le cœur joue le rôle de « chef d'orchestre » ou « d'harmonisateur ». Tous les autres systèmes ou organes du corps qui fonctionnent de façon rythmique ou cyclique, tels des instruments de musique bien réglés, s'harmonisent pour jouer de façon juste, la « symphonie du vivant ».

Non seulement l'équilibre interne (homéostasie) est maintenu malgré les tempêtes émotionnelles et l'anxiété, mais la capacité d'adaptation à l'environnement extérieur (adaptabilité) aussi est maximale.

L'approche énergétique

Le cœur est l'empereur et tous les autres organes sont sous sa gouvernance.

Quand le cœur joue parfaitement son rôle d'empereur, tous les autres organes, ses conseillers, ministres ou sujets jouent eux aussi parfaitement leur rôle et leurs fonctions de façon synchrone : ainsi, l'organisme est en harmonie, il peut fonctionner dans les meilleures conditions et agir ou réagir de façon juste dans son environnement intérieur (homéostasie) et extérieur (adaptabilité).

Le méridien MC (maître du cœur), la « corde sensible » du corps, lié à la sensibilité émotionnelle et au système orthosympathique, accélérateur des fonctions et le méridien TR (triple réchauffeur), le « vigile » du corps, lié à l'adaptabilité et au système parasympathique (ralentisseur des fonctions), fonctionnent alors de façon complémentaire et antagoniste, en se régulant mutuellement. Ainsi, l'adaptabilité est renforcée et l'homéostasie est favorisée.

L'approche scientifique

Le physiologiste russe Evgeny Vaschillo a mené des études sérieuses sur la variabilité de la fréquence cardiaque. Il a étudié la fréquence cardiaque de cosmonautes, puis d'enfants asthmatiques. Très vite, il a noté l'influence bénéfique d'une amplitude élevée des variations du cœur.

Ses différentes études et les statistiques qu'il a établies ont montré une « fréquence de résonance du cœur », c'est-à-dire une fréquence respiratoire augmentant notablement l'amplitude de ses variations. Cette fréquence était comprise entre 5 et 7 cycles respiratoires par minute. Le concept actuel de cohérence cardiaque est issu de ces recherches et est fondé sur 6 cycles par minute (6CPM).

La respiration pour réguler le cœur

La respiration… une précieuse alliée disponible de façon permanente, tout au long de notre vie ! Autant l'utiliser comme outil de santé et de bien-être. Dans toutes les traditions et religions, elle est un moyen d'accéder à la paix intérieure, de réguler l'âme et l'esprit en augmentant le niveau de Conscience et d'harmoniser le corps et toutes ses fonctions.

Contrairement aux autres techniques de respiration, qui permettent surtout de se détendre, la respiration de cohérence cardiaque permet d'être à la fois calme, vigilant et performant. Le système nerveux autonome (accélérateur/frein de notre corps) est parfaitement réglé.

Lorsqu'on respire exactement au rythme de 6 cycles par minute (CPM), le cœur atteint la fréquence de 0,1 Hz, fréquence à laquelle il entre en cohérence.

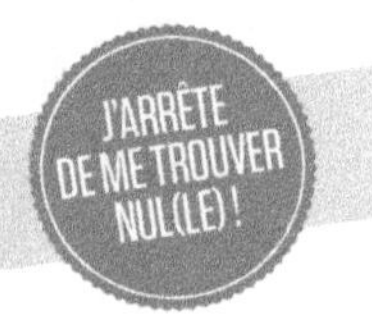

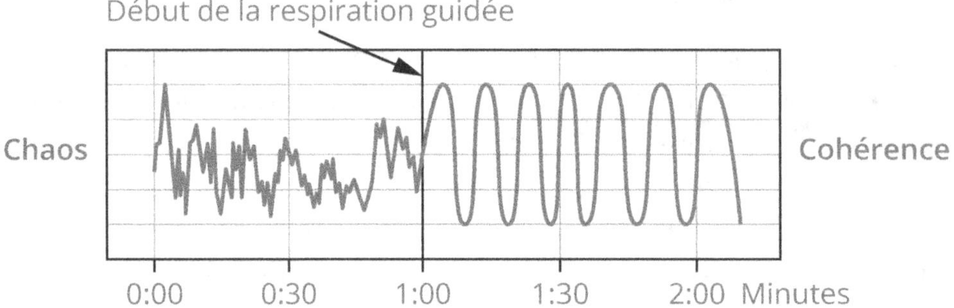

Sur la partie gauche de la courbe, les battements du cœur sont chaotiques, ils s'adaptent de manière automatique et involontaire aux événements de la vie. Sur la partie de droite, le contrôle respiratoire à 6 CPM (soit 10 secondes par cycle respiratoire) amène le cœur à rapidement entrer en résonance avec ce cycle. Il accélère amplement à l'inspiration et ralentit amplement à l'expiration. C'est la cohérence cardiaque. Le rythme respiratoire normal étant généralement compris entre 10 et 20 CPM, vous devrez donc vous habituer à le diminuer durant vos « pauses CC » qui seront des rendez-vous à prendre avec votre cœur.

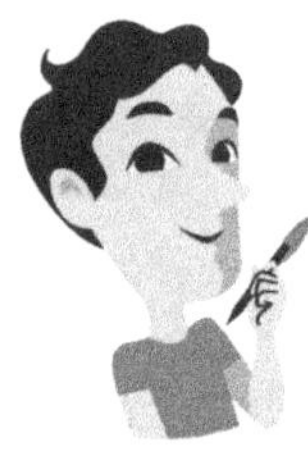

Je me mets en cohérence cardiaque

La technique

Pour passer en cohérence cardiaque (fréquence cardiaque à 0,1 Hz), il faut donc contrôler votre respiration de façon très précise :

- inspirez pendant 4,5 secondes ;
- expirez pendant 5,5 secondes (pour activer légèrement votre « frein naturel », le système parasympathique).

Pour suivre précisément ce rythme, il vous faudra utiliser une application spécifique sur votre smartphone ou votre ordinateur, car le timing doit être très précis (par exemple, sur Androïds : Paced Breathing ; sur iPhone et Androïds : Cardiozen).

Cinq minutes, selon la Fédération française de cardiologie, c'est le temps nécessaire pour avoir un effet physiologique efficace sur les hormones du stress, dont le cortisol. L'effet bénéfique se prolongeant quelques heures, il est intéressant de faire plusieurs pauses de CC dans la journée.

La règle : 365

365, c'est le nombre mnémotechnique pour se souvenir de la règle de la cohérence cardiaque pour un équilibre physiologique et psychique optimal : 3 fois par jour – 6 inspirations-expirations par minute – pendant 5 minutes.

En pratiquant cette respiration régulièrement, au moins trois fois cinq minutes par jour ou bien quinze minutes chaque matin, vous pourrez passer une bonne journée sans stress : l'état obtenu se prolonge plusieurs heures. Vous aurez alors assez de discernement pour passer à l'action de façon juste et au bon moment, l'énergie nécessaire pour agir ou réagir et enfin une capacité de récupération rapide afin de retrouver l'équilibre très vite et limiter le stress et l'anxiété.

Vous pouvez pratiquer cette respiration de cohérence cardiaque lorsque vous êtes en train de patienter quelque part, sous la douche, devant la télé, dans les transports en commun, avant de vous coucher, au lever... Bref, à tout moment de la journée où vous êtes relativement au calme. Attention, évitez de la pratiquer en conduisant un véhicule.

La petite circulation céleste

Pour renforcer les effets de la cohérence cardiaque et les décliner selon votre « Je suis nul (le) » favori, je vous propose de la pratiquer en visualisant la circulation de votre énergie vitale de la façon suivante :
- En inspirant, visualisez l'énergie qui monte le long de votre colonne vertébrale jusqu'au sommet de votre tête, puis, en expirant, visualisez-la qui descend le long de la ligne médiane sur le devant de votre corps.

Les moins et les plus

- En inspirant, visualisez que vous intégrez les qualités (+) que vous aimeriez posséder et en expirant, visualisez que vous évacuez les « défauts » (–) que vous n'aimez pas en vous.
- Vous pouvez aussi inspirer les opportunités (+) d'un projet qui vous tient à cœur, puis expirer les obstacles (–) qui pourraient vous freiner. Vous visualisez ainsi l'intégration du positif et l'évacuation du négatif.

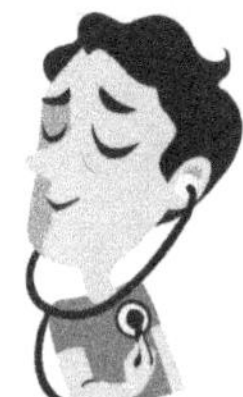
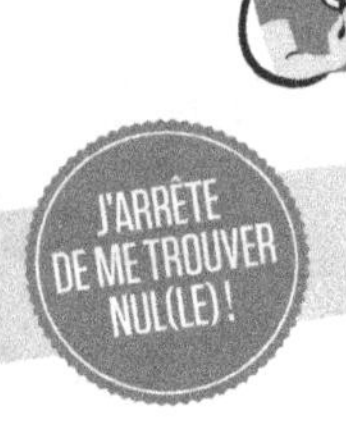

Autodiagnostic

Cohérence cardiaque	Ce que je fais
365 : OK ?	
Quand ?	
Où ?	
Mon application favorite	
Mes exercices	énergie vitale
	positif/négatif

Mon rituel

10. Mon challenge du jour

Aujourd'hui, je réalise une action qui me semble habituellement impossible.

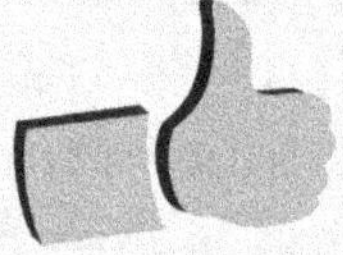

La pêche aux feedbacks positifs

« Feedback » signifie retour d'expérience, retour d'informations sur un sujet précis.

Cela fonctionne donc un peu comme une fabrique à bons points pour neutraliser tous les mauvais points que vous vous attribuez en vous trouvant nul. Il s'agit d'acquérir autour de vous la reconnaissance des autres, grâce à leurs retours positifs.

Cela va vous permettre de mettre en évidence des qualités d'être et de savoir-faire que vous ignoriez ou que vous n'étiez pas capable d'accepter puisque vous vous trouvez nul.

En demandant aux personnes de votre entourage personnel, professionnel ou social, de vous faire des retours sur les qualités qu'ils voient en vous, vous allez pouvoir faire des recoupements et vous rendre compte que certaines d'entre elles reviennent régulièrement et peuvent donc être sources de fierté pour vous-même.

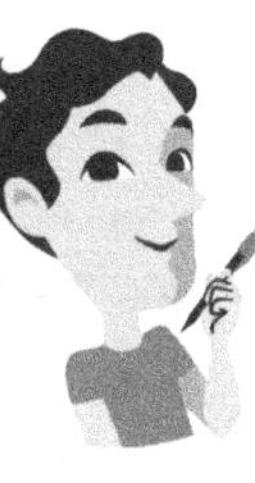

- Prenez un portrait de vous en photo, souriant(e). Faites une photocopie du dessin de la page suivante et agrandissez-le au format A4, voire A3 ou dessinez-le, puis collez votre photo au centre.
- Dès que vous pensez ou que vous dites « Je me trouve nul », lancez votre « filet de pêche » pour obtenir un maximum de feedbacks positifs. Demandez à une personne de votre entourage de vous faire un retour sur vous-même.

La question est : « Qu'est-ce que tu trouves bien chez moi ? Donne-moi au moins trois éléments (émotionnel, mental, physique). »

Cela peut sembler un exercice délicat, car vous craindrez de passer pour une personne prétentieuse ou, au contraire, « mal dans votre peau » qui cherche de la reconnaissance. Ne vous en préoccupez pas, laissez tomber votre « fierté » un instant pour acquérir à terme une vraie « fierté » profonde. Passez à l'acte.

- À chaque retour d'informations, remplissez une bulle lisiblement. Prenez votre temps. Profitez bien de ce moment… il est important !

Si vous obtenez plusieurs fois le même feedback positif, faites autant de petits traits sur le contour de la bulle.

- Tous les soirs, relisez toutes les bulles à la première personne, à haute voix, puis dans votre tête pour activer votre inconscient de manière positive. (N'oubliez pas de lire le texte correspondant autant de fois qu'on vous a signalé une qualité.)
- Un conseil : ayez toujours avec vous de quoi « pêcher » vos feedbacks (carnet de compliments, mémo de smartphone, dictaphone…) pour pouvoir les recopier ultérieurement.
- Quand vous aurez terminé la lecture de ce livre, vous devriez au moins avoir rempli toutes les bulles de votre poster « ce que les autres pensent de moi ». Si ce n'est pas le cas, appelez plusieurs personnes et demandez-leur de vous aider à finir de le compléter.
- Encadrez-le et affichez-le dans votre salle de bains ou sur votre table de nuit ou même au mur, dans le salon, pour que tout le monde le voie et vous demande de quoi il s'agit. Vous serez fier de vous-même et fier de leur conseiller d'en faire de même pour retrouver estime et confiance en eux.

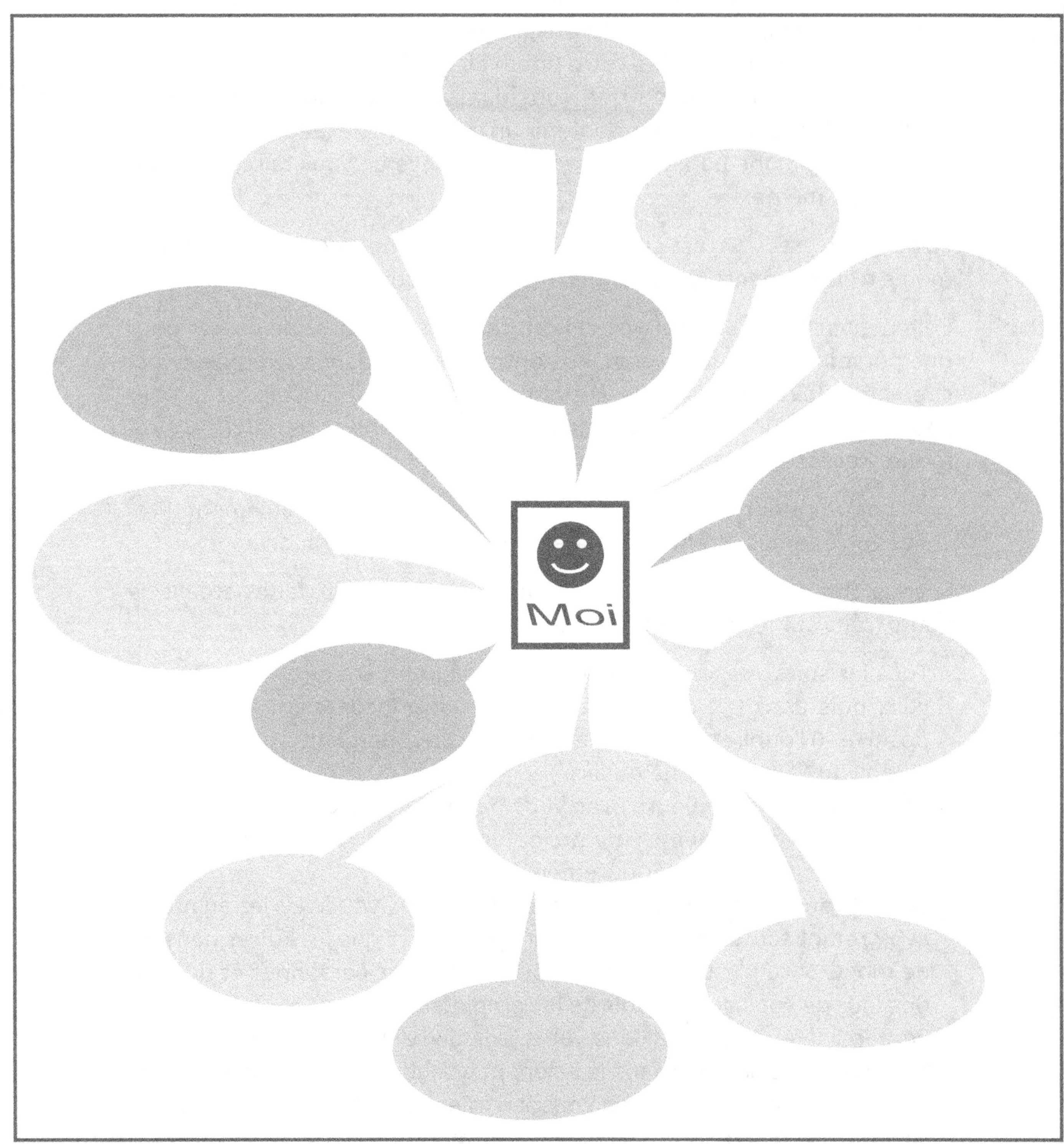

Moi

Autodiagnostic

La pêche aux feedbacks positifs	Ce que je fais		
Les bienfaits que ça m'apporte	1	2	3
	4	5	6
Mon carnet de compliments	souvent	parfois	jamais
Ma lecture des bulles du soir	souvent	parfois	jamais

Mon rituel

11. Ma lettre d'amour du jour

Aujourd'hui, je m'écris une petite lettre d'amour et je me la lis avant de m'endormir.

....

....

....

Le dronecoach

Je propose cet outil à mes « patients » en leur donnant des « tâches » à effectuer entre deux séances. Ils passent à l'action en activant leur dronecoach pour se mettre en métaobservation, puis notent sur une feuille les résultats obtenus et nous débriefons ensuite ensemble.

C'est un auto-coach un peu spécial, à la fois guide et entraîneur : le dronecoach possède une caméra et un micro imaginaires que vous pourrez activer en Conscience, à tout moment, pour observer tout ce qui se passe dans votre terrain de vie. C'est une sorte d'auto-observateur : vous vous regardez vous-même, de l'extérieur, en train d'agir, de penser, de ressentir et vous vous écoutez parler.

Il joue donc le rôle de centre de renseignements, de surveillance, de reconnaissance et d'enregistreur audio et vidéo pour vous faire prendre conscience, en instantané, de vos faits et gestes, de vos pensées, vos paroles, vos émotions et vos ressentis.

Avec trois facteurs essentiels, intention, attention et intuition, vous vous connectez à lui et il peut vous prendre en flagrant délit de déviation de vos objectifs, de retour en arrière, d'autosabotage, de victimisation, de renoncement...

Un dronecoach nutritionniste

Une actrice connue, qui a eu des problèmes de poids à certaines périodes de sa vie, s'est fait suivre par un coach en nutrition et comportements alimentaires. Celui-ci avait installé une vraie caméra dans sa salle à manger pour qu'ils puissent ensemble observer ses erreurs alimentaires en visionnant les vidéos et y remédier. Se sachant filmée pendant qu'elle mangeait, elle a fini par prendre l'habitude de manger en Conscience et a su, par la suite, se fabriquer sa propre caméra imaginaire.

Et ce fut très bénéfique pour sa ligne.

Il vous permet également de mesurer les efforts que vous êtes capable de fournir, de vous montrer les étapes franchies, les progrès réalisés...

Les auto-feedbacks « négatifs » qu'il vous renvoie vous permettent de vous améliorer, et les auto-feedbacks positifs se transforment en onguents doux et soyeux pour vous rendre fier de vous.

Vous pourrez vous surprendre en train de croire en la réussite puis, en train d'y parvenir et en même temps, de voir le lien de cause à effet...

Vous serez même capable d'entendre les dévalorisations ou les injonctions des autres et de vous-même et de vous en détacher en prenant du recul instantanément...

J'utilise le dronecoach

Quand vous travaillerez sur un des sujets du livre, vous pourrez utiliser votre dronecoach de deux façons différentes, en direct, ou en différé.

• **En direct**

Regardez-vous faire : par exemple, visualisez-vous pendant un exercice de cohérence cardiaque ou lors d'un challenge personnel ou professionnel. Déplacez votre dronecoach dans la pièce, comme un troisième œil extérieur à vous qui peut vous voir sous plusieurs angles et percevoir aussi tout ce que vous vivez. Zoomez et dézoomez sur vous.

Analysez en temps réel : j'ai une posture trop raide, je parle trop vite, je ne regarde pas dans les yeux, j'ai des attitudes de nul, je me plains, je ne participe pas aux discussions, j'ai l'air abattu, je cache ma joie quand on m'offre un cadeau…

Décidez de corriger, de modifier, d'arranger quelque chose, si infime que ce soit. Ce qui compte, c'est le premier pas, le mouvement vers l'avant.

Observez les changements en direct, n'attendez pas de le faire plus tard ou une prochaine fois.

Félicitez-vous, soyez fier (fière) de vous.

• **En « différé »**

Plus tard, rappelez-vous une des scènes de la journée. Visualisez-la : faites des arrêts sur image, des ralentis, revenez en arrière.

Rappelez-vous ce que vous aviez déjà corrigé en direct.

Maintenant, cherchez ce que vous auriez pu faire pour l'améliorer encore, la peaufiner, la transcender.

Intégrez ces corrections dans vos prochaines actions.

Soyez fier (fière) de votre changement.

En faisant ce travail tous les jours, vous transformerez vos habitudes en nouvelles actions qui deviendront de nouvelles habitudes qui tendront vers vos objectifs.

Tout au long de votre parcours, mettez-vous dès que possible en état de vigilance et connectez-vous à votre Conscience supérieure qui pourra vous guider.

Vous ressentirez de la confiance et cesserez de fuir ce qui vous fait peur. Vous accepterez avec bienveillance et émerveillement qui vous êtes vraiment.

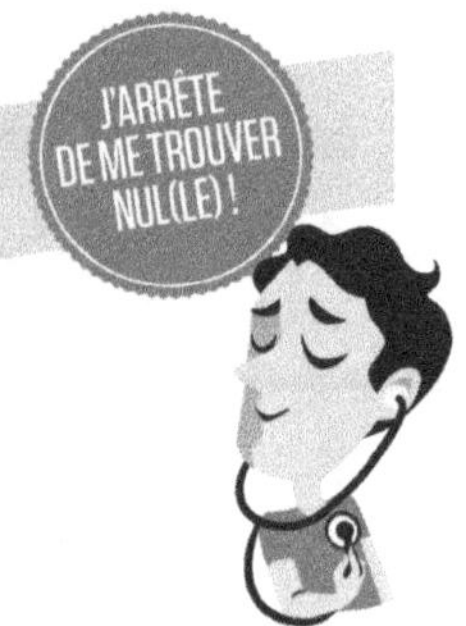

Autodiagnostic

Le dronecoach	Ce que je fais		
Les bienfaits que ça m'apporte	1	2	3
	4	5	6
En direct	souvent	parfois	jamais
En différé	souvent	parfois	jamais

 Mon rituel

12. Ma récompense du jour

Aujourd'hui, je m'octroie un tout petit cadeau (une fleur, un carré de chocolat, un livre), en me félicitant d'être qui je suis.

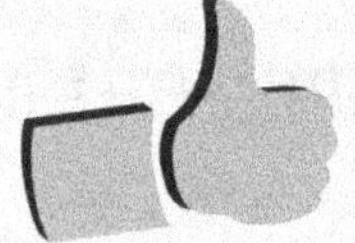

L'auto-shiatsu

Le shiatsu et l'auto-shiatsu

Le terme japonais *shiatsu* signifie littéralement « pression des doigts ».

C'est une technique manuelle de soin énergétique, issue de la médecine orientale. Elle se pratique habillé, au sol, sur un futon. Il s'agit d'une forme d'acupuncture manuelle exercée à l'aide des paumes, des pouces et des doigts, le long des méridiens d'acupuncture.

Le shiatsu vient du Japon où il est considéré comme une thérapie holistique et reconnu comme médecine officielle depuis les années 1950. Cependant, les bases sur lesquelles il s'appuie sont celles de la médecine traditionnelle chinoise, bien plus ancienne, datant de plusieurs millénaires.

De très nombreux praticiens l'exercent actuellement dans le monde, en complément de la médecine allopathique.

Il améliore et harmonise l'état physique et mental, apaise les tensions et les douleurs en équilibrant le système nerveux et en stimulant le système immunitaire et la circulation.

Il régule le fonctionnement du corps, les émotions et les comportements en relançant les capacités naturelles d'autodéfense et d'autoguérison.

Les tensions musculaires et nerveuses s'estompent, les points douloureux s'apaisent, les fonctions physiologiques se régulent, les émotions et les comportements inadaptés diminuent, la vitalité revient grâce à un meilleur état général d'esprit et de corps...

Véritable soutien pour les futures mamans, les bébés, les enfants, les adolescents, les adultes et les personnes âgées, il constitue également une aide précieuse pour les problèmes hormonaux des femmes, l'activité des sportifs et le stress des salariés.

Le shiatsu nous permet de retrouver ou de maintenir notre unité corps-esprit et de rester dans un état d'harmonie. Il agit à tous les niveaux de l'être. Il régule nos organes, nos fonctions, nos émotions et nos comportements. Il peut aussi agir sur les chocs émotionnels et l'impact du transgénérationnel.

Le but de ce livre étant de vous rendre autonome, j'ai mis au point des protocoles spécifiques qui vont vous permettre d'agir vous-même sur vos méridiens d'acupuncture en pratiquant l'auto-shiatsu. Par des intentions spécifiques associées à des autodigipressions sur certains points d'entre eux, il est possible d'agir efficacement sur vos programmations psycho-émotionnelles.

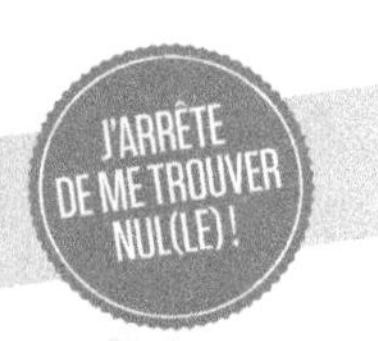

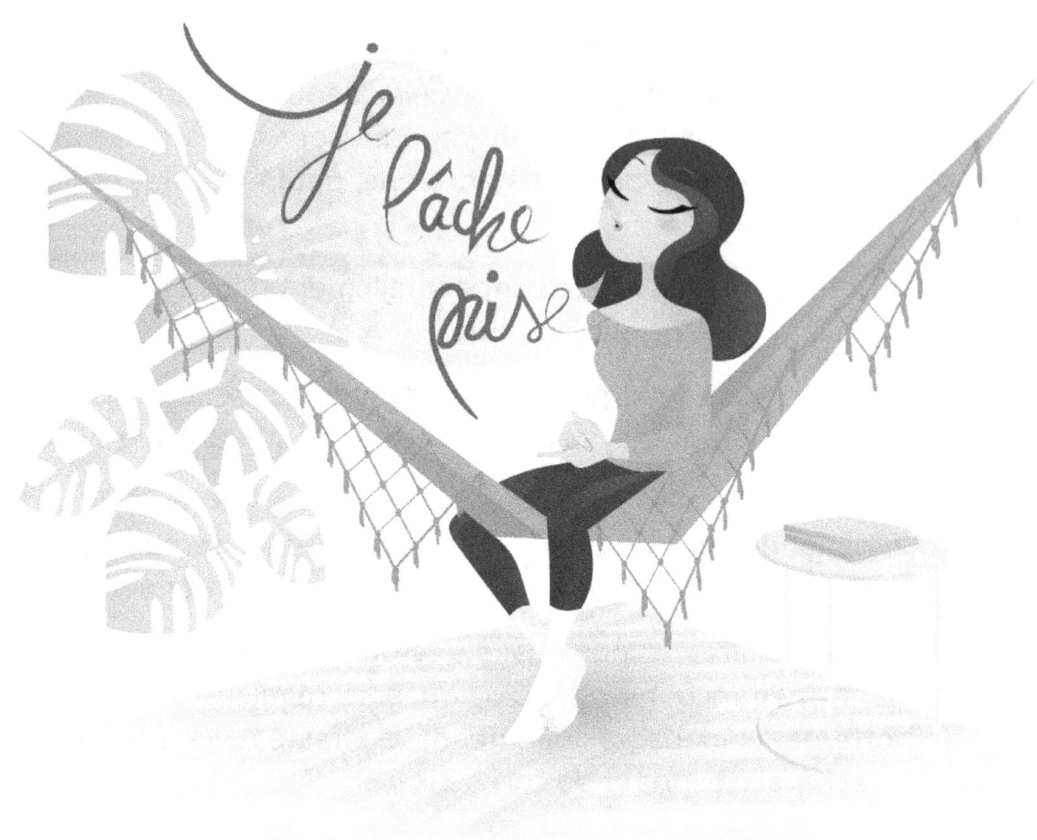

Un peu d'énergétique chinoise

Vous allez découvrir quatre voies d'évolution, inédites et très concrètes, issues de l'étude du cycle des cinq mouvements de l'énergie. Auparavant, nous devons vous présenter rapidement quelques bases de l'énergétique chinoise.

La médecine chinoise est holistique, elle agit à tous les niveaux de l'être, physique, mental (émotionnel et psychique) et spirituel.

Le Yin et le Yang

Ce sont deux principes opposés, à la fois complémentaires, relatifs et successifs. Cette alternance des contraires, (jour/nuit, homme/femme, activité/repos, force/faiblesse, blanc/noir, etc.) représente le fondement même du mouvement perpétuel de l'univers et règle totalement le vivant. Toute rupture de l'équilibre Yin/Yang (une augmentation ou une réduction extrême de l'un ou de l'autre) favorise la maladie.

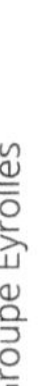

L'énergie vitale

Le *ki* en japonais, *qi* en chinois, *prana* en sanskrit est créé par la recherche constante d'équilibre (on parle d'équilibre « dynamique » et non statique) entre le Yin et le Yang et correspond à la vie. Tout ce qui est vivant dans l'Univers est animé par le *ki* dont la stagnation ou l'excès a des conséquences physiques et psychiques.

Le système des méridiens d'acupuncture

Ce sont des circuits énergétiques dans lesquels circule le *ki*, à travers tout le corps, permettant son fonctionnement.

On en distingue douze principaux (six Yin et six Yang), bilatéraux et symétriques portant le nom de l'organe auquel ils sont associés (par exemple, les méridiens Rein, Foie, Cœur…). Regroupés deux par deux dans un des « éléments » correspondant à une saison, ils sont liés à une émotion, un comportement, une couleur, une saveur, etc.

Tout blocage de l'énergie vitale dans l'un d'eux dérègle l'organisme et aboutit à un déséquilibre pouvant entraîner la maladie du corps ou de l'esprit.

Il existe aussi huit autres méridiens, les Vaisseaux merveilleux, faisant le lien entre ce qui se passe avant et après la naissance. Ils permettent d'agir sur le transgénérationnel, mais aussi de réajuster les paramètres énergétiques et le système endocrinien après des traumatismes émotionnels. Ils sont associés aux glandes endocrines et aux chakras.

En activant la circulation de l'énergie vitale dans nos méridiens, avec les aiguilles, le shiatsu ou le qi-gong, ou en stimulant certains points d'acupuncture, on peut agir sur notre corps mais aussi, et c'est fondamental, sur nos émotions et sur nos comportements.

À quoi ça sert ?

Lors des séances avec mes « patients », je me suis rendu compte que, à chaque fois que l'un d'eux me disait avoir des problèmes de comportement ou de façon de fonctionner, tel ou tel méridien était déréglé. En faisant le lien, d'une part avec les fonctions symboliques des organes correspondant aux méridiens et, d'autre part avec ce que les Chinois leur attribuent comme fonctions psychiques, j'ai pu résumer cela sous forme d'une grille de lecture mettant en lien les méridiens principaux et les comportements et émotions associés.

Fonctions symboliques des méridiens

Méridien	Comportement et/ou émotion
Vésicule biliaire	Prise de décision
Foie	Passage à l'action – colère
Cœur	Amour de soi (estime et confiance) – charisme – joie
Intestin grêle	Discernement – transmutation – assimilation
Triple réchauffeur	Adaptabilité – homéostasie
Maître du cœur	Sensibilité émotionnelle
Rate/pancréas	Anxiété/sérénité – soucis – immunité
Estomac	Rumination/acceptation
Gros intestin	Lâcher-prise – passé
Poumons	Limites personnelles – instinct de vie – tristesse
Reins	Créativité – imagination – peur
Vessie	Territoire – volonté

Parmi les douze méridiens ordinaires, deux ne sont reliés à aucun organe mais au système nerveux autonome.

Le méridien maître du Cœur (MC) : la corde sensible et l'accélérateur

Il est lié à la sensibilité émotionnelle et relié au système orthosympathique qui, sous l'influence de l'adrénaline, accélère les fonctions du corps pour l'amener à passer à l'action... ponctuellement. C'est ce qui se produit quand nous devons faire face à un danger ou à un challenge ou quand nous sommes sous le coup d'une émotion forte.

Le méridien Triple Réchauffeur (TR) : le gardien du stress

Le deuxième méridien, le Triple Réchauffeur, est lié au système parasympathique, ralentisseur des fonctions, sous l'influence d'un autre neuro-médiateur, l'acétylcholine, pour revenir à l'état de calme ou de repos... normalement habituel. Ce qui est loin d'être le cas dans notre civilisation où le stress domine et où la lenteur est considérée comme un défaut plutôt que comme une qualité.

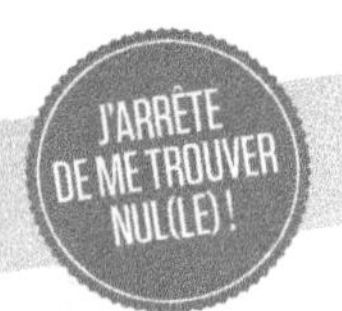

De lui dépend notre capacité d'adaptation et d'homéostasie (la capacité qu'a n'importe quel système, vivant ou non, de se maintenir en équilibre ou de le retrouver très vite, quelles que soient les conditions extérieures).

Il n'est donc pas seulement notre frein, il est notre grand régulateur.

Il fonctionne un peu comme une table de mixage possédant de nombreux curseurs qui doivent en permanence être déplacés pour équilibrer les graves et les aigus, le tempo, le son de chaque instrument afin de rester en accord avec la partition.

Bien réglé, le TR permet non seulement de déceler les « dangers » extérieurs et d'y faire face si besoin, mais aussi de vérifier en permanence si l'équilibre interne est maintenu et, le cas échéant, de le relancer. Il est donc chargé de veiller sur ce qui se passe dedans et dehors. Il permet l'adaptation externe et interne.

Il a un rôle déterminant puisque, grâce à lui, chaque parcelle de notre corps, chaque cellule, chaque organe, chaque fonction peut communiquer avec les autres pour fonctionner et se réguler. Savoir l'activer permet donc de booster nos potentiels d'autorégulation et d'autoguérison.

Il peut aussi être déréglé… Il a pu être trop sollicité en durée ou en intensité par les maladies, les événements ou les émotions auxquels nous avons été soumis ou bien « déprogrammé » par l'inconscient ou par notre patrimoine psychique transgénérationnel. Les programmes comportementaux, positifs, négatifs ou neutres dont nous avons hérité, que nous avons élaborés ou qui nous ont été imposés par la vie, contrôlent la plupart de nos modes de fonctionnement et nos réactions.

Parfois, sous le coup de trop grandes sollicitations, notre TR, grand régulateur, se met à stresser. Ce qui est un comble pour celui qui gère le stress dans notre organisme !

Il ne sait plus où « donner de la tête » car la pression est trop forte. Du coup, il devient « parano », voit des dangers partout et réagit de différentes façons :

- **Il peut provoquer des intolérances et des allergies.** Dans un premier temps, il fait mal son travail de filtre et d'adaptateur face à ce qui se passe à l'extérieur, tout semble dangereux et il donne l'alerte alors que ce n'est pas nécessaire. Notre corps se met à craindre puis à rejeter des substances ou phénomènes normalement inoffensifs : l'intolérance puis les réactions allergiques apparaissent. Cet état de déséquilibre peut être interprété sur le plan physique, mais aussi sur le plan psychique et comportemental. Autrement dit, on ne parle pas seulement d'allergènes concrets, physiques ou chimiques, (aliments, pollen, substances synthétiques) mais aussi d'allergènes symboliques, (personnes, valeurs, points de vue).

- **Il peut entraîner l'autodestruction.** Dans un second temps, il devient encore plus parano et voit alors du danger à l'intérieur même du corps, là où il n'y en a pas et donne au corps l'ordre de « passer à l'attaque ». L'organisme s'en prend à lui-même, ce sont par exemple les maladies auto-immunes.
- Il n'est plus capable de discernement et cela peut même entraîner une incapacité à déceler puis à éliminer les vrais problèmes comme les dysfonctionnements cellulaires.
- Si l'on transfère cette notion de guerre interne sur le plan psychique, on peut dire que nous ne sommes alors plus capables de prendre du recul et de faire la part des choses par rapport aux émotions et aux pensées négatives qui nous submergent ; cela se traduit par des comportements d'autodestruction psychique, dévalorisation...
- **Il peut devenir laxiste.** Notre vigile TR peut être épuisé par trop de sollicitations. Il n'assume plus ses responsabilités et devient alors « laxiste ». Il n'est plus capable de nous défendre contre tous les dangers. Nous devenons la proie des « prédateurs » (microbes, virus et toutes sortes de parasites), y compris de nos chers congénères humains dont les remarques tranchantes constituent de véritables flèches destructrices. Nous tombons malades du corps et de l'esprit.

Le TR étant le grand régulateur, lorsqu'il ne peut plus assurer ses fonctions, les autres méridiens se dérèglent, entraînant des déséquilibres physiques et psychiques. Nous risquons de nous laisser envahir, agresser, dominer, manipuler...

Comment ça marche ?

Prenons la métaphore du tuyau d'arrosage.

L'énergie vitale circule dans nos méridiens d'acupuncture comme de l'eau dans un tuyau d'arrosage.

Lorsque le tuyau est coudé ou que l'eau est bloquée par un obstacle, elle ne s'écoule plus ou peu et s'accumule à l'endroit du blocage. Dans le corps, les points d'acupuncture douloureux correspondent à une stagnation de l'énergie qui va entraîner des déséquilibres au niveau associé à chaque méridien : physique ou physiologique, mais aussi émotionnel ou comportemental. Il s'agit donc de drainer l'énergie pour rétablir l'équilibre psychocorporel en court-circuitant le mental et/ou en régulant les émotions.

Le protocole d'auto-shiatsu

Par des intentions spécifiques associées à des autodigipressions sur certains points des méridiens, il est possible d'agir efficacement sur vos schémas de pensée limitants et sur vos émotions inadaptées. Il s'agit de réduire et même de faire disparaître votre sentiment d'être nul afin de pouvoir être fier de vous.

Avant tout, il est important de se mettre en cohérence cardiaque, d'une part pour stimuler la circulation de l'énergie au niveau des points d'acupuncture, mais aussi pour favoriser la transmission des messages donnés sous forme d'intentions.

Lorsqu'on est en cohérence cardiaque, le cœur, considéré comme l'empereur en médecine traditionnelle chinoise, prend son plein pouvoir et communique de façon fluide avec toutes les structures du corps. Tout est synchronisé, tous les systèmes de communication de l'information fonctionnent au mieux.

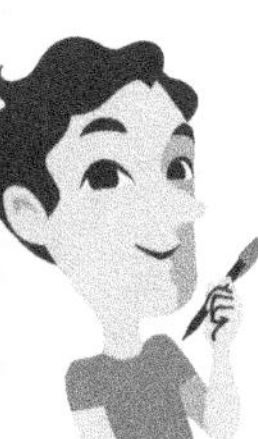

Je pratique l'auto-shiatsu[1]

Parmi les fonctions psychiques ou les émotions du tableau des fonctions symboliques des méridiens (page 120), déterminez l'une d'entre elles puis :
- Repérez le point d'acupuncture correspondant.
- Répétez l'intention associée, trois fois à haute voix (de préférence, sinon dites-le en chuchotant).
- Activez votre cohérence cardiaque à l'aide de votre application favorite que vous aurez réglée au minimum pour une durée de cinq minutes.

---

1. Peter Deadman et Mazin Al-Khafaji, *Manuel d'acupuncture*, Ed Satas, 2006. Consultez le site www.agore.fr/site-internet-carte-points-d-acupuncture

J'ARRÊTE DE ME TROUVER NUL(LE) !

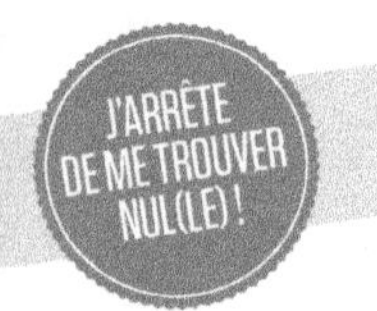

- Appliquez la pression sur le point de façon continue durant l'inspiration, relâchez une fraction de seconde puis reprenez votre action de façon continue durant l'expiration. Pour les mudrâs, gardez le geste sans relâcher entre l'inspiration et l'expiration ;
- Pour les pressions à faire symétriquement (la plupart des méridiens sont pairs donc symétriques), changez de côté au bout de 6 cycles respiratoires (donc une minute).

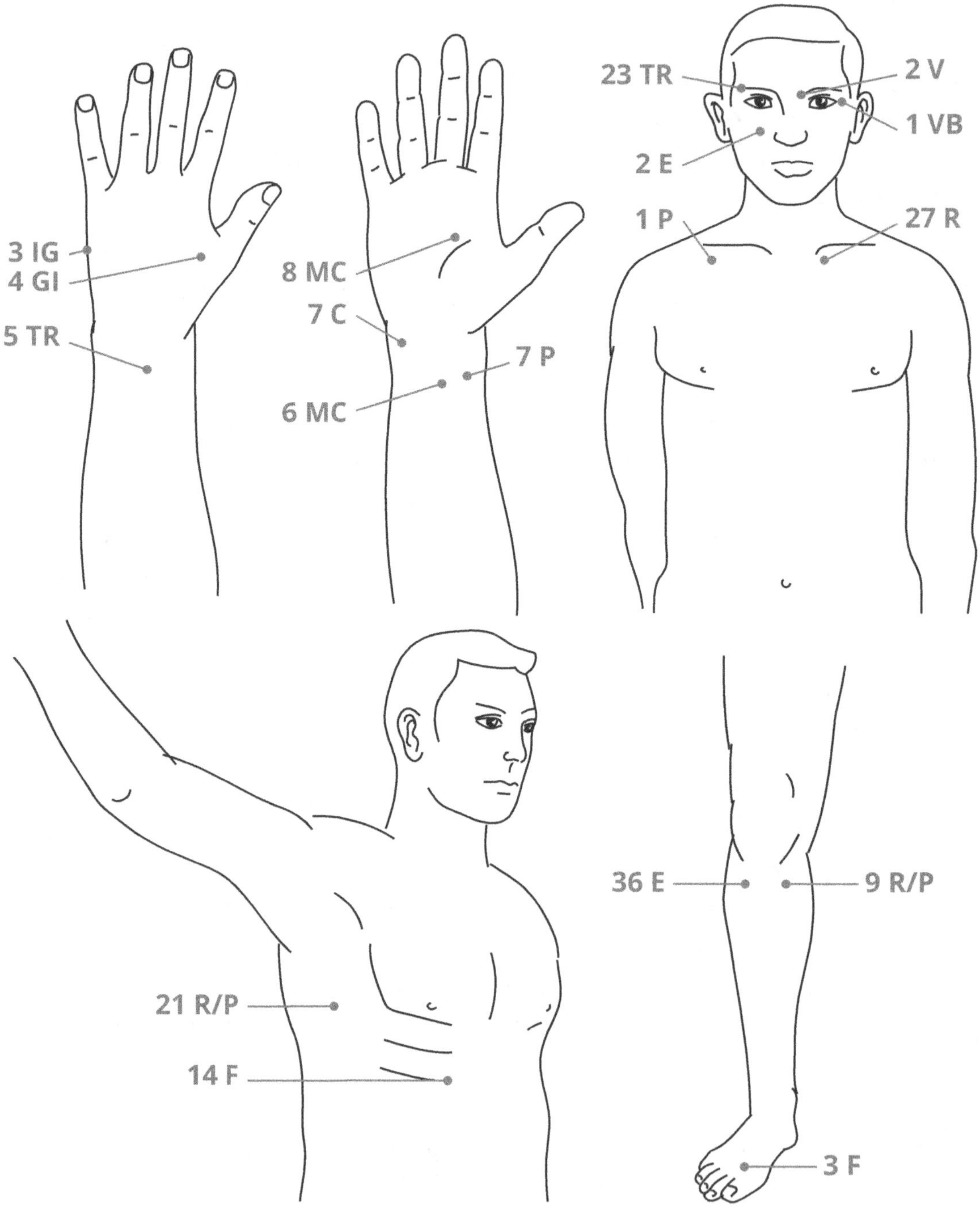

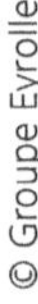

Pratiquez pendant 21 jours, trois fois de suite, au moins une fois par jour pendant cinq minutes un ou plusieurs points d'acupression suivants :

- **Vésicule biliaire : prise de décision**

1 VB : en tapotant les 2 points avec les 2 index, dire « Je sais prendre les bonnes décisions au bon moment dans tous les domaines de ma vie. »

- **Foie : passage à l'action – colère**

14 F : en tapotant les 2 points avec l'index et le majeur ou 3 F : en massant les 2 points avec les 2 pouces, dire « J'utilise la colère de façon juste pour me faire respecter » ou « Je suis capable de passer à l'action de façon juste et au bon moment ».

- **Cœur : amour de soi (estime et confiance)/charisme – joie**

7 C : en massant le point de chaque côté avec le pouce opposé, dire « Je suis quelqu'un de bien et j'ai confiance en moi » ou « Je ressens de la joie et je rayonne ».

- **Intestin grêle : discernement – assimilation**

3 IG : en tapotant chaque point avec le côté de l'index opposé, dire « Je sais discerner ce qui est bon pour moi ou non et j'en tiens compte » ou « Je valide et j'assimile mes expériences positives ».

- **Triple réchauffeur : adaptabilité – homéostasie**

23 TR : en massant les deux points en même temps avec les majeurs, dire « Je sais m'adapter et garder mon équilibre interne quelles que soient les situations.

- **Maître du cœur : sensibilité émotionnelle – intuition**

6 MC : en massant le point de chaque côté avec le pouce opposé, dire « Je sais réguler mes émotions et les utiliser pour qu'elles m'aident dans ma vie. »

8 MC : en massant le point de chaque côté avec le pouce opposé, dire « J'écoute mon intuition et je m'en sers pour aller de l'avant. »

- **Maître du cœur + triple réchauffeur : équilibre du système nerveux autonome**

6 MC + 5 TR : en massant en même temps les 2 points de chaque côté avec le pouce et le majeur opposés, dire « Je sais trouver le juste équilibre entre l'action et le repos » ou « Je sais rester calme, même dans l'action ».

- **Rate/pancréas : anxiété – soucis – lien entre passé et futur**

21 R/P : en tapotant les 2 points en même temps avec les pouces, dire « Je suis capable de relativiser ce qui se présente à moi et je vis pleinement le présent. »

- **Estomac : rumination – acceptation**

2 E : en tapotant les 2 points en même temps avec les index, dire « Je suis capable de digérer ce qui m'est arrivé et je vis pleinement le présent. »

- **Rate/pancréas + estomac : instant présent – concentration**

9 R/P + 36 E : en massant, en même temps, les 2 points de chaque côté avec pouce et majeur, dire « Je me recentre et je vis pleinement l'instant présent. »

- **Gros intestin : lâcher-prise – passé**

4 GI : en massant le point de chaque côté avec le pouce opposé, dire « Je suis capable de lâcher prise et d'évacuer ce qui est inutile. »

- **Poumons : limites personnelles – tristesse**

7 P : en massant le point de chaque côté avec le pouce opposé, dire « Je pose mes limites et on me respecte »

1 P : en tapotant les deux points en même temps avec l'index et le majeur, dire « Je retrouve mon instinct de vie et la joie de vivre. »

- **Reins : créativité – imagination – peur**

27 R : en massant les 2 points en même temps avec le pouce et le majeur, dire « J'imagine le mieux dans ma vie et je trouve le courage d'avancer », ou « Je rêve ma vie et j'ai le courage de vivre mes rêves », ou « Je prends des risques et je persévère ».

- **Vessie : territoire – volonté**

2 V : en massant les 2 points en même temps avec les deux index, dire « Je trouve la volonté nécessaire pour démarrer mes projets » ou « Je me détache des liens de dominant/dominé et je détermine fermement mon territoire ».

Pour favoriser l'effet de ces protocoles, mettez-vous en cohérence cardiaque grâce à une des applications proposées page 108.

Vous pouvez aussi appliquer ces séquences sur vos enfants ou vos proches et/ou leur expliquer comment faire.

13. Mon coup de baguette magique du jour

Aujourd'hui, je souhaite :

. . . .

. . . .

et j'envoie ma demande à l'Univers.

Le protocole des mudrâs

Traditionnellement, les mudrâs sont des postures de yoga des doigts, accompagnant généralement la méditation. En sanskrit, *mud* signifie « joie » et *ra*, « déclencher ».

Gertrud Hirschi, professeur de yoga et auteur de *Les mudrâs, le yoga du bout des doigts*[2], déclare que « chaque mudrâ est un temps d'arrêt, un acte d'amour envers soi-même permettant de puiser dans ses propres forces intérieures pour se régénérer ».

Je vous propose des mudrâs un peu particuliers que j'ai élaborés à partir des points d'acupuncture, donc selon la tradition chinoise et non selon la tradition bouddhiste ou hindouiste comme ils le sont habituellement.

Il s'agit d'appuyer un doigt sur une partie d'un autre doigt, correspondant à un point particulier, en donnant une intention spécifique.

Une fois que la posture des doigts est installée, le mudrâ lui-même est immobile et peut durer d'une à cinq minutes. Vous pouvez le pratiquer régulièrement au calme mais aussi occasionnellement, n'importe quand, dans une file d'attente ou à un moment précis correspondant à l'intention spécifiée pour chaque mudrâ. L'effet peut être immédiat ou apparaître après un certain temps.

Cependant, il est important de les faire souvent, comme un entraînement physique ou musical, afin que votre corps fasse le lien entre le geste, l'intention et l'action énergétique et mémorise le processus pour être d'autant plus efficace lorsque vous en aurez réellement besoin.

---

2. Le Courrier du livre, 2000.

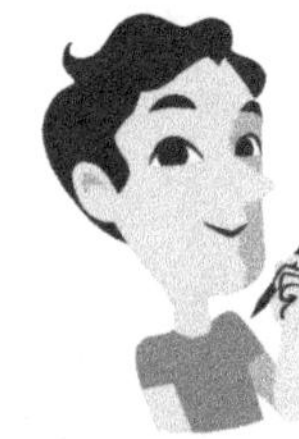

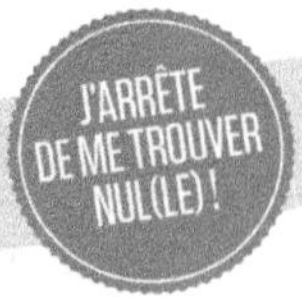

Je pratique les mudrâs

Pratiquez les mudrâs suivants :

- 11 P : en touchant le pouce côté extérieur avec le majeur, dire « Je mets mes limites et on me respecte. »
- 1 GI : en touchant l'index côté pouce avec le pouce, dire « Je suis capable de lâcher prise et d'évacuer ce qui est inutile. »
- 9 MC : en touchant le majeur, côté index avec le pouce, dire « Je sais réguler mes émotions et les utiliser pour qu'elles m'aident dans ma vie. »
- 1 TR : en touchant l'annulaire côté auriculaire avec le pouce, dire « Je sais m'adapter et garder mon équilibre. »
- 9 C : en touchant le petit doigt côté annulaire avec le pouce, dire « Je suis quelqu'un de bien et j'ai confiance en moi. »
- 1 IG : en touchant le petit doigt côté extérieur avec le pouce, dire « Je sais discerner ce qui est bon pour moi et j'en tiens compte. »

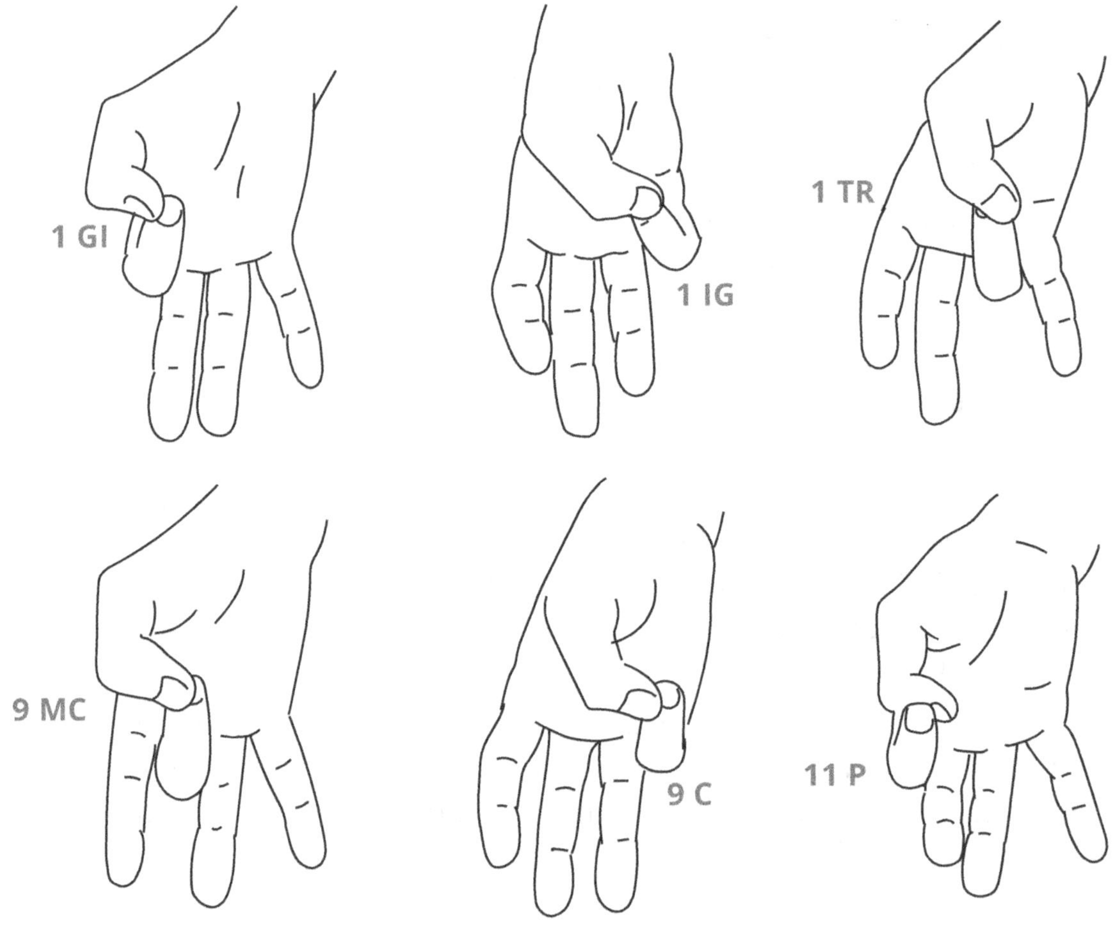

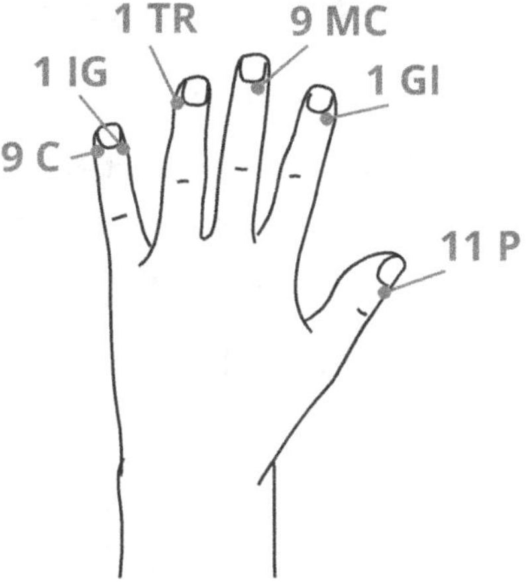

Les points des mudrâs

Pour les enfants, cette technique est extraordinaire car on peut leur expliquer qu'il s'agit de « points magiques » à pratiquer trois fois de suite, au moins tous les matins et le soir avant de s'endormir et à chaque fois qu'on en a besoin pour se sentir fort.

Les enfants ont une capacité incroyable à se programmer pour aller mieux et ces actes « psycho-magiques » stimulent leurs capacités d'auto-régulation et même d'autoguérison. Ils n'ont pas tendance, contrairement à la majorité des adultes, à douter de la véracité et de l'efficacité de ce qu'on leur propose. Ils sont toujours preneurs de tous les moyens pour aller mieux. Ils ne sont généralement pas encore formatés pour rester longtemps dans le camp des malheureux.

Et vous, si vous avez gardé votre âme d'enfant, le processus de ré-information fonctionnera d'autant mieux.

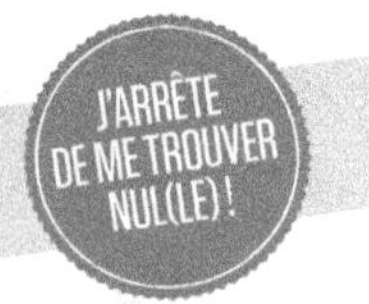

Maxence, ou comment se débarrasser de ses peurs grâce aux mudrâs

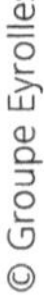

Maxence est un petit garçon de 4 ans que je suivais en shiatsu pour l'aider à se débarrasser d'une terrible peur des animaux (accentuée par un épisode traumatisant où plusieurs singes d'un parc animalier, attirés par l'odeur de la nourriture, avaient envahi brusquement la voiture dans laquelle il se trouvait). Après avoir travaillé sur la déprogrammation du traumatisme émotionnel et sur les circuits énergétiques de la peur et de la confiance en soi, je lui ai parlé des mudrâs en lui expliquant que c'était des sortes de points magiques. Les enfants adorent les trucs magiques et leur foi en eux est tellement forte que l'effet naturel en est démultiplié.

Je lui ai montré le mudrâ spécial pour marquer ses limites personnelles (11P), en lui expliquant qu'il pourrait ainsi se constituer une barrière magique dès qu'il rencontrerait un animal s'il ne souhaitait pas que celui-ci s'approche de lui. Il devrait dire en le faisant : « Je fabrique ma barrière autour de moi et on me respecte. »

Puis je lui ai dit que, quand il aurait suffisamment confiance en lui, il n'aurait même plus besoin d'activer sa barrière magique car les animaux le sentiraient et ne l'effraieraient plus. Alors je lui ai proposé de faire aussi régulièrement un autre mudrâ, (9C) en disant « Je suis fort et j'ai confiance en moi. »

Quand il est sorti de mon cabinet, ma chatte Chandra était dans le jardin et a commencé à s'approcher de lui car elle adore les enfants. Il s'est figé, effrayé, mais je lui ai dit, en le lui montrant, de faire le point magique 11P que je venais de lui apprendre. Immédiatement, Chandra s'est détournée de lui. Maxence fut convaincu du pouvoir des mudrâs. À partir de ce moment-là, grâce aux mudrâs, sa peur commença à céder du terrain.

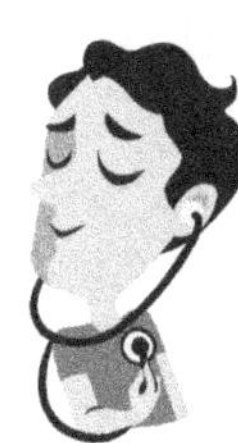

Autodiagnostic

Auto-shiatsu	Ce que je fais		
L'acupression ❏ souvent ❏ parfois ❏ jamais	❏ 1 VB ❏ 14 F ❏ 7 C ❏ 3 IG ❏ 23 TR ❏ 6 MC	❏ 8 MC ❏ 6 MC + 5 TR ❏ 21 RP ❏ 2 E ❏ 9 RP + 36 E ❏ 4 GI	❏ 7 P ❏ 1 P ❏ 27 R ❏ 2 V
Les mudrâs ❏ souvent ❏ parfois ❏ jamais	❏ 11 P ❏ 1 GI	❏ 9 MC ❏ 1 TR	❏ 9 C ❏ 1 IG

♡ Mon rituel

14. Mon mudrâ du jour

Aujourd'hui, je choisis un mudrâ dans la liste des mudrâs et je le réalise dix fois dans la journée.

....

....

....

Bilan de la semaine 2

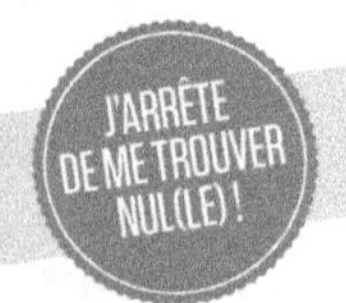

Après une semaine dans le rôle d'acteur :

- j'ai compris que je dois lâcher prise pour évoluer ;
- j'ai appris quatre techniques pour ouvrir ma Conscience et lâcher prise ;
- je peux faire l'état des lieux de ma place sur la ligne de la nullité à la fierté.

Ce que j'ai mis en place

0 : pas pour l'instant – 5 : j'expérimente – 10 : j'ai adopté !

La cohérence cardiaque

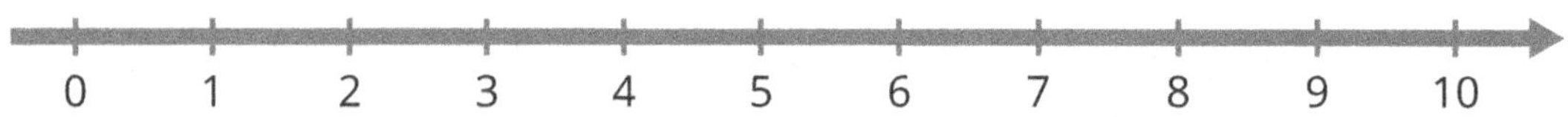

La pêche aux feedbacks positifs

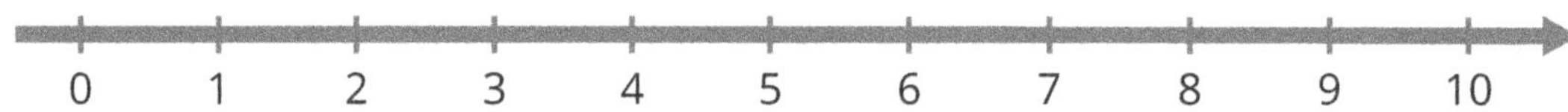

Le dronecoach

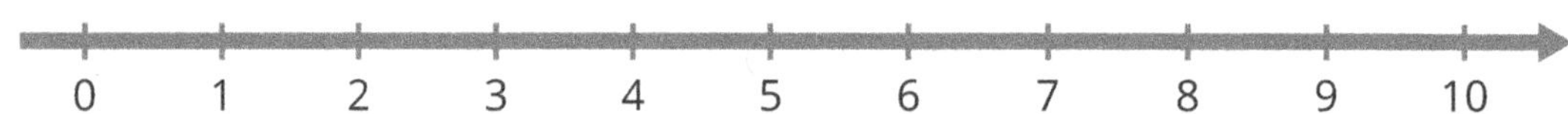

L'auto-shiatsu

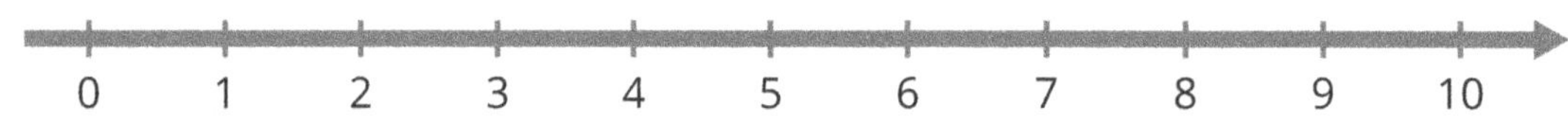

Mon curseur nul/fier

Positionnez-vous sur la ligne de nul à fier en entourant le chiffre correspondant.

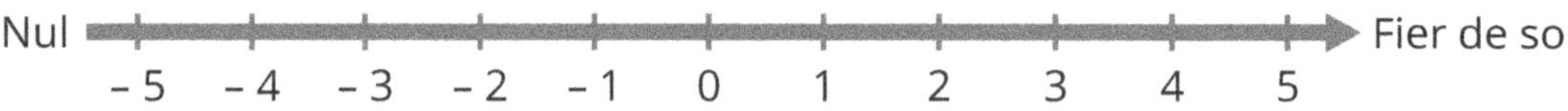

La carte mentale : déprogrammation

Comment me déprogrammer ?

Cochez chaque partie que vous avez assimilée et/ou qui vous concerne particulièrement. Dans ce cas, vous pouvez même utiliser une échelle de valeurs de 1 à 10 pour noter l'ordre croissant d'importance.

Pour valider le fait que vous suivez bien le rituel, cochez les « likes » que vous avez effectués et faites ceux que vous n'avez pas encore faits.

Une carte mentale (Mind Map®) se lit dans le sens des aiguilles d'une montre, en commençant en haut à droite.

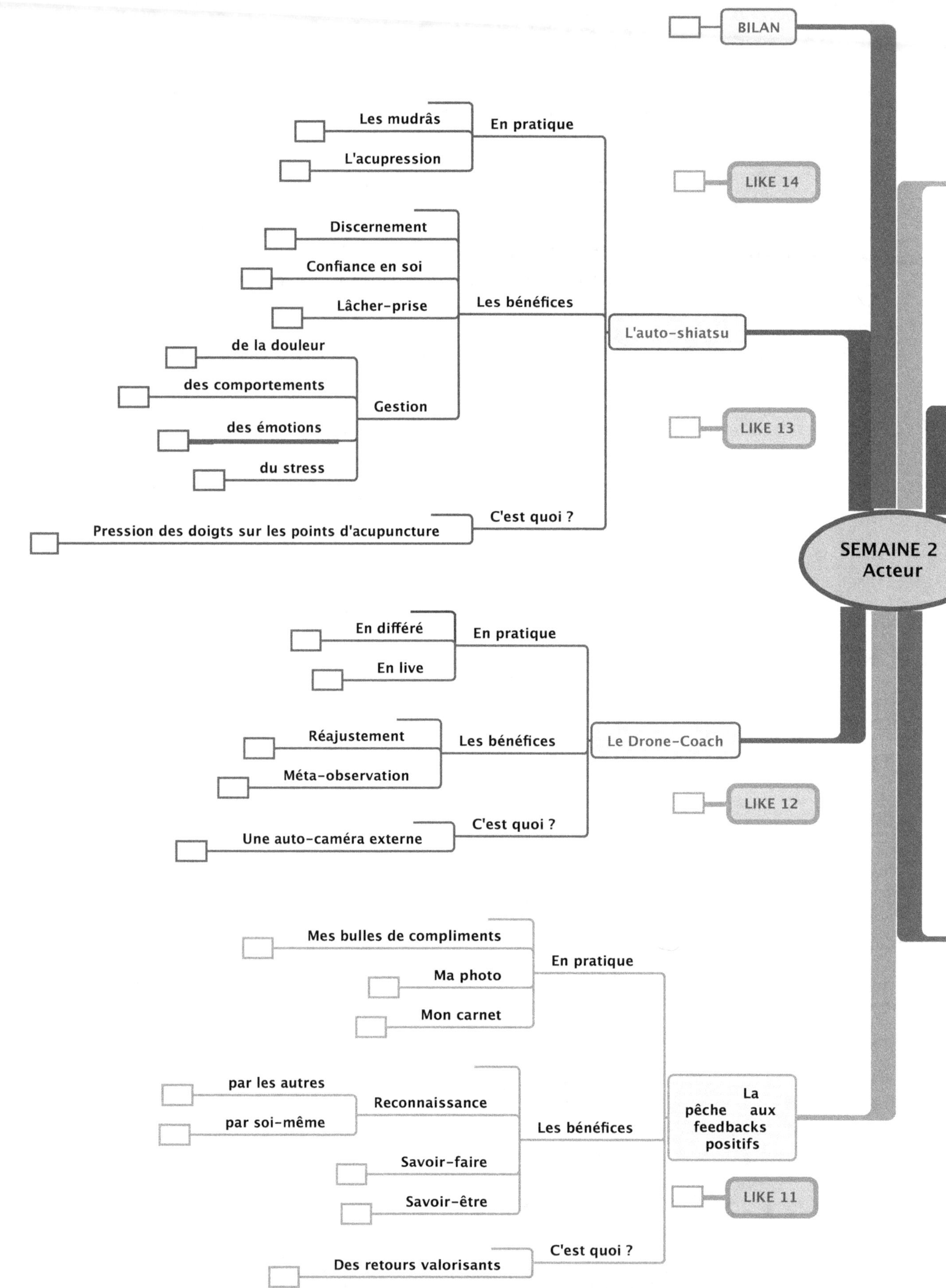

SEMAINE 2
Acteur

BILAN

LIKE 14

L'auto-shiatsu

En pratique
Les mudrâs
L'acupression

Les bénéfices
Discernement
Confiance en soi
Lâcher-prise
Gestion
de la douleur
des comportements
des émotions
du stress

C'est quoi ?
Pression des doigts sur les points d'acupuncture

LIKE 13

Le Drone-Coach

En pratique
En différé
En live

Les bénéfices
Réajustement
Méta-observation

C'est quoi ?
Une auto-caméra externe

LIKE 12

La pêche aux feedbacks positifs

En pratique
Mes bulles de compliments
Ma photo
Mon carnet

Les bénéfices
Reconnaissance
par les autres
par soi-même
Savoir-faire
Savoir-être

LIKE 11

C'est quoi ?
Des retours valorisants

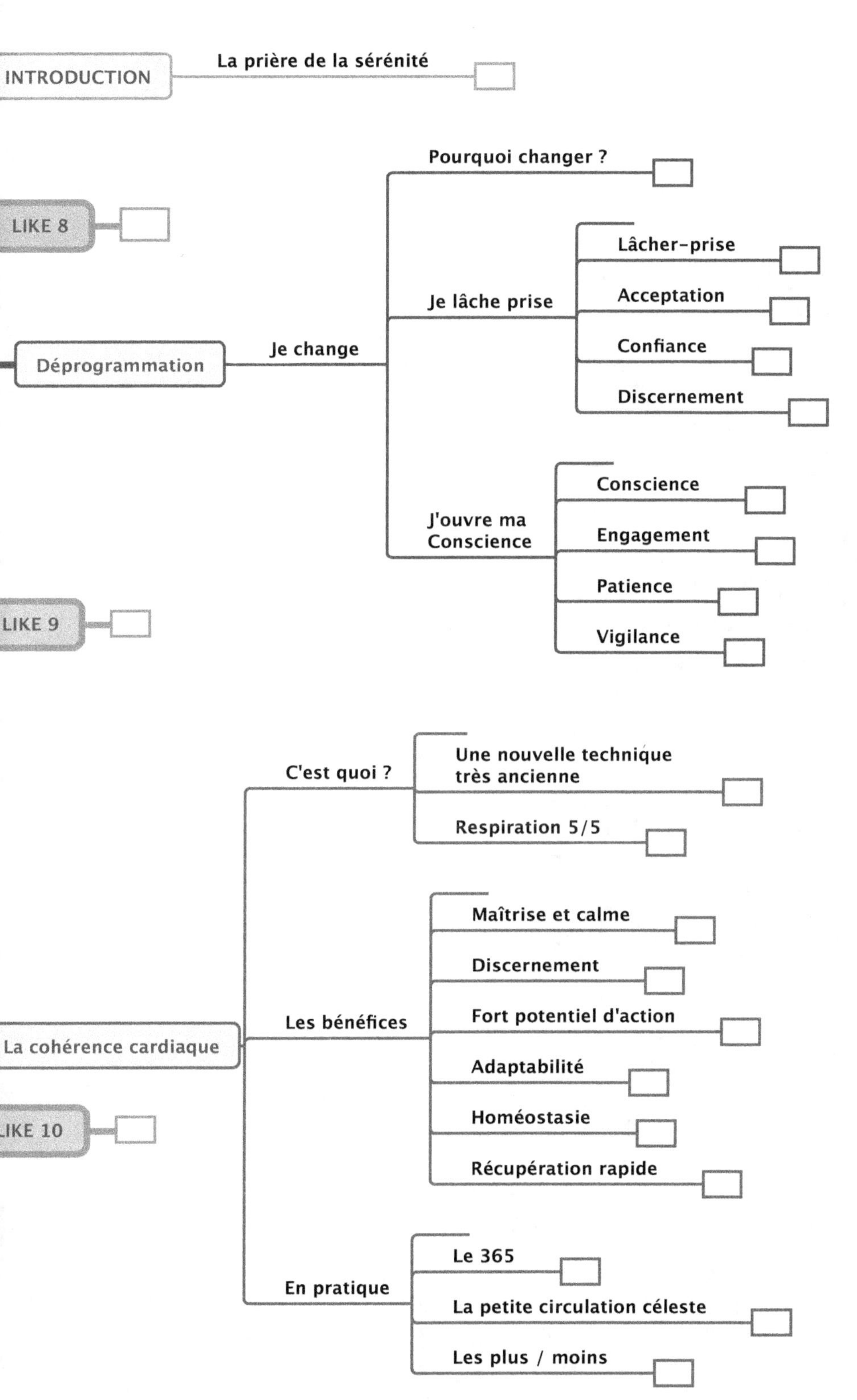

INTRODUCTION
La prière de la sérénité

LIKE 8

Déprogrammation
Je change
Pourquoi changer ?
Je lâche prise
Lâcher-prise
Acceptation
Confiance
Discernement
J'ouvre ma Conscience
Conscience
Engagement
Patience
Vigilance

LIKE 9

La cohérence cardiaque
C'est quoi ?
Une nouvelle technique très ancienne
Respiration 5/5
Les bénéfices
Maîtrise et calme
Discernement
Fort potentiel d'action
Adaptabilité
Homéostasie
Récupération rapide
En pratique
Le 365
La petite circulation céleste
Les plus / moins

LIKE 10

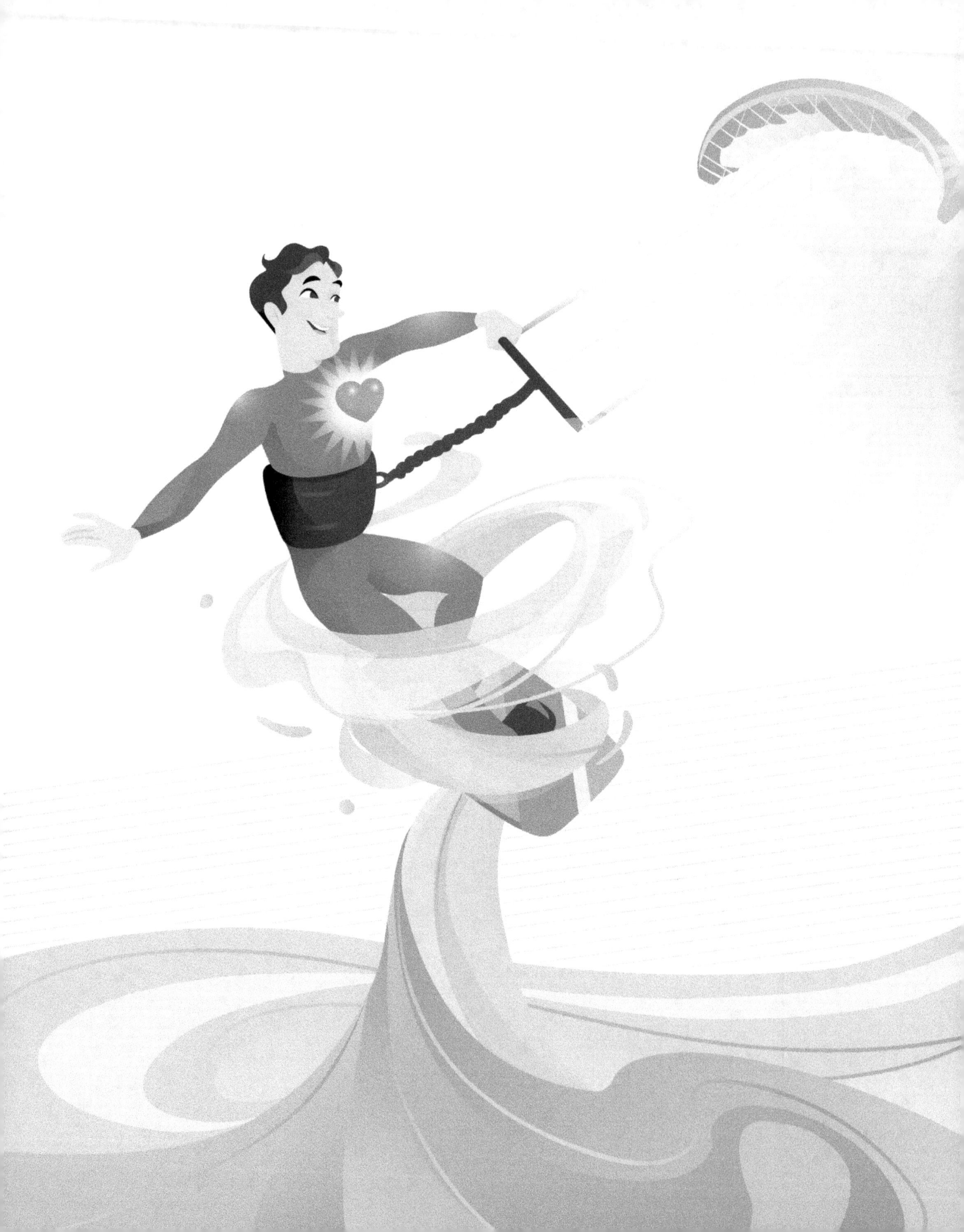

SEMAINE 3

Je suis observaCteur : reprogrammation

Voici un texte magnifique souvent attribué à Charlie Chaplin, qui l'aurait lu le jour de ses 70 ans, mais qui aurait en fait été écrit ou été repris par Kim McKillen. Quelle sagesse...

Lisez-le ou écoutez-le chaque soir pour vous en imprégner et permettre à toutes vos cellules, de vibrer sur la fréquence de l'amour de soi.

« Le jour où je me suis aimé pour de vrai [1]
Le jour où je me suis aimé pour vrai,
J'ai compris qu'en toutes circonstances,
J'étais à la bonne place, au bon moment.
Et, alors, j'ai pu me relaxer.
Aujourd'hui je sais que ça s'appelle....
Estime de Soi [...]

Le jour où je me suis aimé pour vrai,
J'ai commencé à me libérer de tout ce
Qui ne m'était pas salutaire....
Personnes, situations, tout ce qui
Baissait mon énergie.
Au début, ma raison appelait ça de l'égoïsme.
Aujourd'hui je sais que ça s'appelle....
Amour de soi.

Nous ne devons pas avoir peur de nous confronter....
Du chaos naissent les étoiles.
Aujourd'hui je sais que ca s'appelle... **La Vie! ».**

Ce texte, tellement authentique, à portée universelle, parle à chacun d'entre nous, que l'on soit ou non sur le chemin de la libération de soi ou du développement personnel, parce qu'il entre en résonance avec notre nature profonde.

Il nous fait (re)prendre conscience que notre but ultime est l'amour de soi. Cela n'a rien d'égoïste, bien au contraire : on ne peut attendre que les autres nous aiment tant qu'on ne s'aime pas réellement soi-même.

---

1. Lien vers le texte écrit complet :
http://forum.psychologies.com/psychologiescom/Estime-de-soi/jour-aime-sujet_1969_1.htm ;
lien vers le texte lu : https://www.youtube.com/watch?v=6hMZFO3rV5A.

S'aimer pour de vrai demande une grande force d'âme. Il s'agit pour cela, d'être capable de discernement, de lâcher-prise, de volonté et surtout de se relier à sa Conscience supérieure et à l'amour universel.

Ne croyez pas que le chemin soit si difficile. En procédant par étapes, en se fixant des objectifs atteignables, peu à peu la confiance en vous va revenir ou grandir.

Tranquillement, pas à pas, avec le programme PARI®, vous serez guidé au quotidien pour avancer vers le meilleur de vous-même.

Devenez observa-C-teur…

Vous venez d'atteindre le point de bascule qui va vous permettre de franchir les quatre dernières étapes qui vous séparent encore de la liberté d'être.

Durant cette semaine, vous allez être acteur *et* en même temps observateur de ce qui se passe, grâce à l'ouverture de votre Conscience que vous avez effectuée au chapitre précédent.

À partir d'aujourd'hui, vous allez, en Conscience, agir et interagir avec votre monde intérieur et votre environnement extérieur. Vous allez vous observer pour garder le cap et enfin sortir du cercle vicieux de la « nullité ».

Vous allez parvenir à vous libérer de vos freins et à activer des qualités psycho-émotionnelles et comportementales indispensables pour déployer vos ailes : imagination, créativité, volonté, prise de décision, potentiel d'action, estime de soi, confiance en soi, discernement, instinct, intuition, relation, lâcher-prise…

CHAPITRE 7
Les apports de la médecine traditionnelle chinoise

Les cinq mouvements de l'énergie

Selon la médecine traditionnelle chinoise, l'énergie vitale circule entre cinq éléments, chacun associés à une saison et à des méridiens.

Les cinq éléments

Élément	Saison	Méridiens Yin	Méridiens Yang
Eau	Hiver	Rein	Vessie
Bois	Printemps	Foie	Vésicule biliaire
Feu	Été	Cœur + maître du Cœur	Intestin grêle + triple réchauffeur
Terre	5e saison	Rate/Pancréas	Estomac
Métal	Automne	Poumon	Gros Intestin

Initialement, la Terre est au centre, ce qui est logique puisque c'est elle qui porte le Bois, le Feu, le Métal et l'Eau.

Elle permet la concentration de l'énergie puis sa distribution harmonieuse dans les quatre autres éléments :
- elle reçoit l'énergie Eau puis la transfère au Bois ;
- elle reçoit l'énergie Bois puis la transfère au Feu ;
- elle reçoit l'énergie Feu puis la transfère au Métal ;
- elle reçoit l'énergie Métal puis la transfère à l'Eau.

En réalité, l'élément Terre s'insère dans la boucle des quatre autres. Ainsi, on la considère comme une 5e saison à part entière, située conventionnel-lement entre l'été et l'automne : c'est l'été indien. Cependant, puisqu'elle a une fonction d'intersaison jouant le rôle de relais pour faire passer le dyna-misme d'un élément au suivant, on la retrouve intercalée entre chacun.

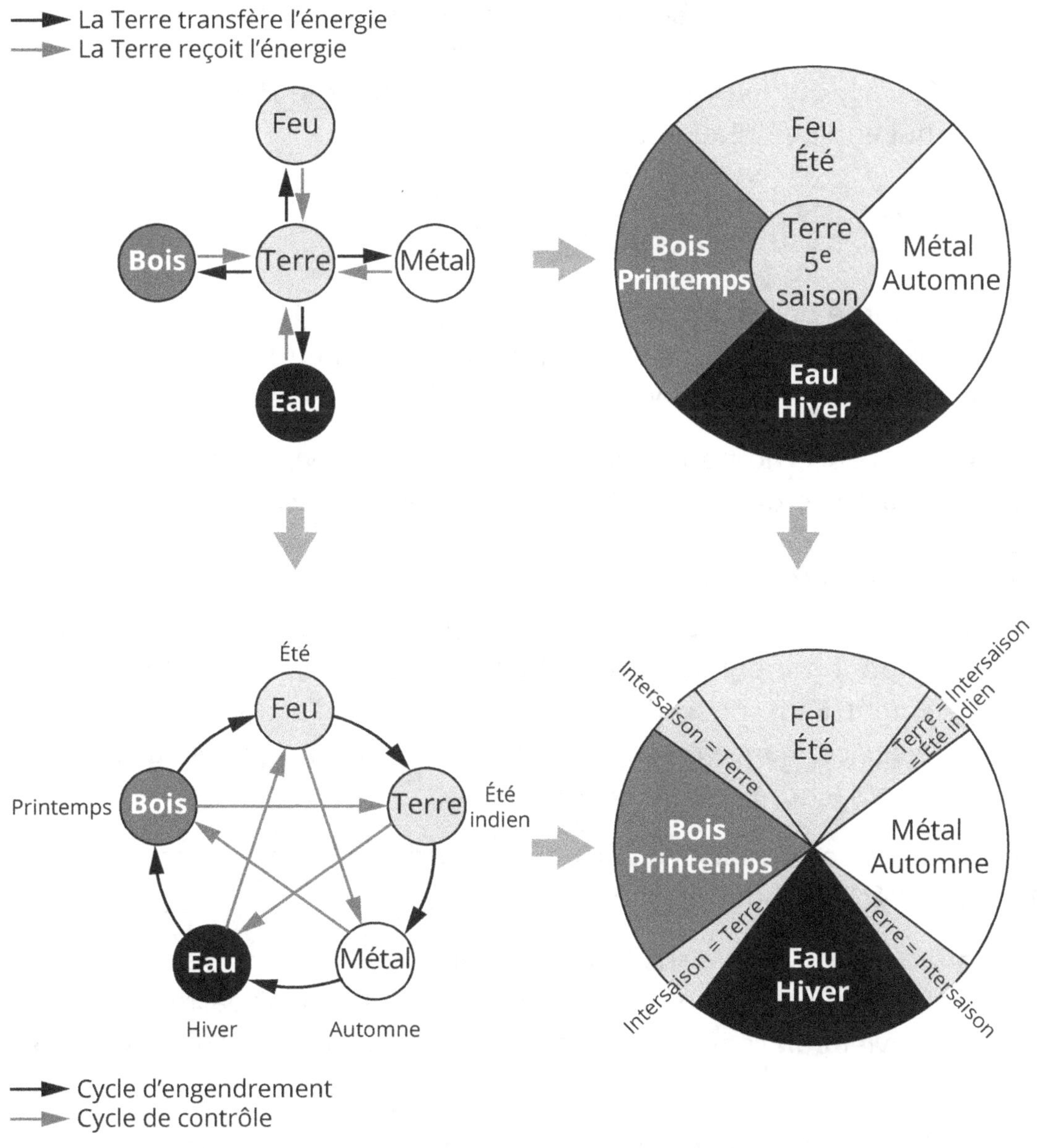

Les deux cycles des cinq éléments

Quand tout va bien, la circulation de l'énergie vitale se fait correctement entre les cinq éléments grâce à deux cycles et cela permet de vivre en harmonie :

- **Le cycle d'engendrement.** L'Eau hydrate le Bois qui alimente le Feu qui nourrit la Terre de ses cendres, qui engendre le Métal qui alimente l'Eau en minéraux, etc. Si ce cycle était le seul, au moindre dérèglement, stagnation ou excès d'énergie, la machine pourrait s'arrêter ou s'emballer.
- **Le cycle de contrôle.** La nature a prévu un cycle de régulation : l'Eau éteint le Feu, qui fait fondre le Métal, qui coupe le Bois, qui retient la Terre, qui endigue l'Eau, etc.

L'élément Terre sur le devant de la scène

Quel que soit le déséquilibre de l'énergie Terre, il engendre une stagnation ou un blocage en boucle de l'énergie, entraînant toute une cascade de conséquences, notamment sur le mental qui tourne en rond.

Pour ce qui concerne notre sujet (« se trouver nul »), c'est l'énergie psychique de la Terre qui est sur le devant de la scène car c'est elle qui est liée à notre mental qui a parfois tendance à croire qu'il est le chef. Elle correspond à la réflexion qui permet de collecter puis d'analyser les informations des quatre autres éléments, d'en faire une synthèse pour une redistribution harmonieuse : imagination, sécurité, créativité, volonté pour l'élément Eau ; prise de décision, potentiel d'action pour le Bois ; estime de soi, confiance en soi, discernement pour le Feu ; instinct, intuition, relation, lâcher-prise pour le Métal...

Des blocages se produisent parfois au cours de la circulation entre les éléments, déclenchant des pathologies.

Quand l'énergie stagne dans l'élément Terre, ses fonctions se dérèglent. Au lieu d'être une plaque tournante où arrivent et d'où repartent les énergies, elle devient un rond-point sur lequel on tourne en rond sans trouver d'issue.

La réflexion est faussée, on n'est plus capable de faire la part des choses et d'être objectif par rapport à l'opinion médiocre que l'on a de soi. Elle tourne à l'obsession qui se divise en deux caractéristiques spécifiques selon le déséquilibre des méridiens qui la composent :

- la rumination quand le méridien Estomac est déréglé : cela signifie que le passé n'est pas digéré correctement. On reste bloqué sur ses échecs, empreint de honte et de culpabilité d'avoir mal agi ou de ne pas avoir été à la hauteur ;
- l'anxiété quand l'énergie stagne dans le méridien Rate/Pancréas : ça correspond à une inquiétude par rapport au futur. On craint de mal faire ou de ne pas être comme il faut.

Quand on se trouve nul, rien, ou presque rien, ne peut nous faire changer d'avis, car cette conviction s'est inscrite dans l'inconscient. Nous ne sommes plus capables de profiter de la vie, d'être et d'agir. Nous ne pouvons pas éprouver de la sérénité.

CHAPITRE 8
Le programme PARI®2

À quoi ça sert ?

Pour pouvoir retrouver une bonne image de soi, on va effectuer un travail sur l'énergie vitale permettant d'agir en dehors ou en amont du conscient et à la jonction du physique, du mental, des émotions et des comportements.

C'est pourquoi j'ai mis au point le programme PARI® qui, en court-circuitant le mental-menteur, va permettre à l'énergie de se remettre à circuler. Le mouvement de vie reprendra et vous aidera énergétiquement à sortir du cercle vicieux, pour retrouver votre dignité, votre intégrité, votre estime de vous et votre confiance en vous… donc la sérénité.

Vous tournez en rond du fait de votre obsession/certitude que vous êtes nul. Vous êtes bloqué sans pouvoir vous en sortir. PARI® est un programme d'entraînement pour expérimenter simplement des moyens simples de vous extraire du « rond-point de la nullité », en utilisant le principe des cinq mouvements de l'énergétique chinoise.

Dans un premier temps, vous constaterez que vous pouvez en sortir et, dans un second temps, votre mental comprendra que ce n'est plus lui seul qui tient les rênes. Il aura donc de moins en moins tendance à murmurer à l'intérieur de votre tête que vous êtes nul et pourra même finir par admettre que vous êtes quelqu'un de bien et vous crier que vous pouvez enfin être fier de vous.

---

2. Ce sigle PARI® (Plaisir Action Relation Imagination) et le programme correspondant sont protégés par Clotilde Poivilliers.

Le principe du programme

Des caractéristiques physiques, émotionnelles et comportementales sont associées aux cinq éléments de la médecine traditionnelle chinoise.

Pour élaborer ce programme original et inédit, j'ai choisi un comportement (ou un ressenti) pour chaque élément, en relation avec le but de ce livre, « être fier de soi » :
- l'Action est associée au Bois ;
- le Plaisir est associé au Feu ;
- la Sérénité issue de la juste réflexion est associée à la Terre, au centre des quatre autres ;
- la Relation est associée au Métal ;
- l'Imagination est associée à l'Eau.

Pour retrouver la sérénité, vous allez simplement sortir du rond-point de la nullité en empruntant successivement et en Conscience quatre voies centrifuges, très concrètes et pragmatiques : Plaisir, Action, Relation, Imagination.

Chacune de ces directions est facile à prendre au quotidien, même à tout petits pas, même tout doucement et très progressivement.

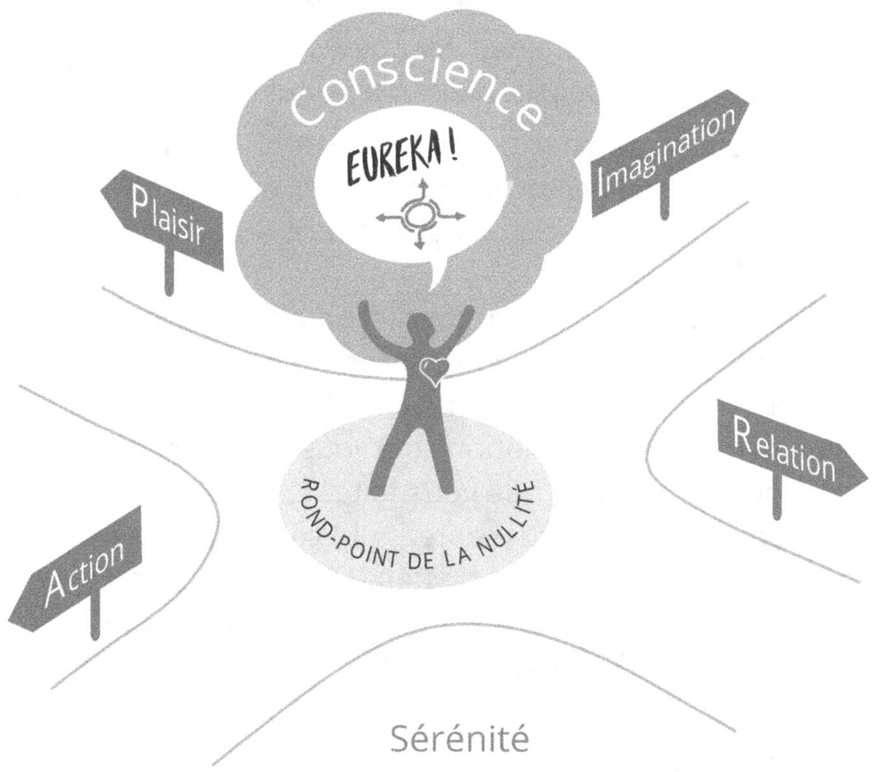

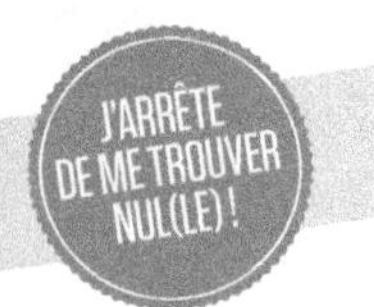

J'ai appelé ce programme « PARI® », car il s'agit avant tout d'un pari par rapport à vous-même. Logiquement, il devrait se dérouler selon l'ordre de ses initiales mais, pour une efficacité psycho-énergétique plus favorable, je vous invite à le suivre de la façon suivante :

- pour enclencher le processus sur le plan énergétique, il vous faudra d'abord et avant tout, vous faire Plaisir car ça nourrit votre Shen, l'énergie du Cœur, qui active l'estime de soi et la confiance en soi ;
- vous irez ensuite chercher des « ingrédients d'amour de soi » par des feedbacks et de la reconnaissance auprès de vos Relations. Vous pourrez découvrir que les autres ont une autre image de vous, qu'ils vous apprécient ;
- grâce à l'Imagination constructive, vous allez mettre en évidence des qualités de savoir-être et de savoir-faire, ignorées, oubliées ou refoulées que vous devrez vous attribuer afin de vous reprogrammer ;
- enfin, vous pourrez vous lancer dans l'Action pour découvrir que vous êtes capable de bien faire et pour valider que vous êtes quelqu'un de bien afin de relancer concrètement votre confiance en vous.

Ce n'est qu'après avoir pris, en Conscience, les quatre voies de sortie du rond-point de l'obsession de « nullité », que vous pourrez retrouver la Sérénité.

N'oubliez pas que cette semaine, vous êtes observa-C-teur, c'est-à-dire que vous vivez votre quotidien tranquillement en vous observant en train d'agir.

Cohérence cardiaque, auto-shiatsu, feedbacks positifs et dronecoach, tels sont les outils dont vous disposez désormais pour ouvrir votre Conscience.

Pour chaque exercice de chacune des quatre étapes proposées, regardez-vous faire, en activant votre dronecoach et sa caméra imaginaire pour déterminer comment vous réagissez face aux challenges que vous vous êtes fixés :

- observez votre posture, vos attitudes, écoutez votre voix ;
- percevez ce qui se passe dans votre corps, les douleurs, les tensions, les relâchements, les gargouillis, les frissons, la transpiration ;
- repérez les pensées et les émotions qui vous envahissent, les freins que vous actionnez, les progrès que vous faites ;
- déterminez, puis mémorisez ou notez, tout ce que vous avez été capable d'activer, de mettre en place ou de dépasser pour réussir ;
- soyez à l'écoute des sensations et des ressentis nouveaux pour vous ;
- percevez ce qui entre en résonance avec votre âme d'enfant et ce qui vous fait du bien...

... pour être enfin fier de vous !

♡ Mon rituel

15. Mon bilan du jour

Aujourd'hui, j'ai réussi :

. . . .

. . . .

Hier, j'ai réussi :

. . . .

. . . .

Et demain, je réussirai :

. . . .

. . . .

Les quatre étapes du programme PARI®

Je me fais PLAISIR

Pour nourrir l'énergie psychique liée au Cœur et renforcer l'estime de vous et la confiance en vous…

Un remède simple, agréable et très efficace pour activer ou renforcer l'amour de soi. Alors pourquoi s'en priver ? C'est quand même mieux que de prendre des antidépresseurs ou des anxiolytiques !

Selon la médecine traditionnelle chinoise

L'élément Feu correspond à l'été, au soleil et à la chaleur, au plaisir, à la fructification, à la maturation de la vie et des projets.

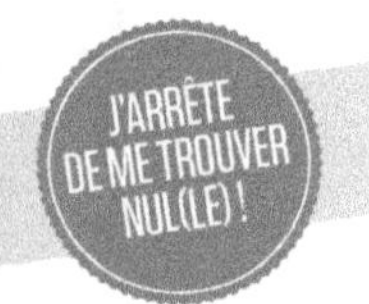

La joie, la Conscience, l'intelligence du cœur, l'amour de soi dépendent du méridien Cœur, le discernement de celui de l'Intestin grêle.

La sensibilité émotionnelle et l'accélération des fonctions organiques dépendent de celui du Maître du cœur, leur ralentissement, l'adaptabilité et l'homéostasie, de celui du Triple Réchauffeur.

Quand le Feu est déréglé, la joie d'être diminue, l'amour de soi est blessé, la capacité à faire le tri entre ce qui est bon pour soi et ce qui ne l'est pas est amoindrie. On a tendance à tout rejeter en bloc, à renoncer et à s'effacer quand quelque chose ne va pas. On devient hypersensible, hyperémotif et susceptible, on a des difficultés à s'adapter aux événements et l'équilibre corps-esprit est rompu.

On dit, de la médecine traditionnelle chinoise, qu'elle est une « médecine de cœur ».

Il existe un rapport intime entre le physique et le comportement psycho-émotionnel, qu'il soit conscient ou inconscient, donc un puissant lien entre le corps et l'esprit.

Le Shen est l'entité psychique du Cœur. L'estime de soi et la confiance en soi en découlent. C'est la relation à soi, puis à l'autre et enfin à l'Univers. Il correspond à la noblesse des sentiments, à l'ouverture de l'esprit et du cœur. Il est le directeur psychique de la Conscience. La pensée, l'identité, la connaissance de soi et la personnalité dépendent de lui. Son équilibre est indispensable à la vie intellectuelle et à l'équilibre de la raison et des émotions.

On a tous envie d'avoir un bon Shen ! On a tous envie d'être fier de soi !

Quelqu'un dont l'énergie du méridien Cœur est bonne, est empli de joie : il a un Shen puissant et le cœur serein. Il a du charisme. C'est un être qui a confiance en la vie, en les autres et en lui. Il n'a pas besoin de reconnaissance extérieure : il sait ce qu'il vaut et ce qu'il est capable de faire. Il sait se situer à sa juste place, sans se mettre ni en avant, ni en retrait. Il est dans le juste, sur le plan de la justesse comme sur celui de la justice.

Il est capable de discernement par rapport à ce qu'il fait, à ce qu'il est et aux jugements des autres. Il sait gérer les situations les plus difficiles dans les meilleures conditions du milieu environnant, en tenant compte des

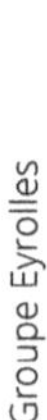

énergies intérieures et extérieures. Chaque émotion est vécue sereinement comme un moyen d'évoluer dans la vie.

Une personne bien équilibrée au niveau de l'énergie du Cœur est reliée à
son Shen, c'est-à-dire qu'elle est en accord avec elle-même. Elle se sent à
sa juste place dans la société et dans l'Univers : elle est dans l'Être.

Je me mets dans la joie

Pour être bien avec vous-même et avec les autres, pour vous sentir à
votre place dans ce que vous êtes et dans ce que vous faites, mettez-vous
dans la joie, en vous faisant plaisir avec des petits bonheurs simples.

Vous serez dans une vibration positive. Or, tout est vibratoire, tout ce qui
est vivant vibre à une fréquence donnée. Le son est vibration, la lumière
est vibration, même la Terre, même l'air, même l'Univers… même notre
corps, nos paroles et nos pensées…

Peut-être vous dites-vous : « À quoi bon entendre un petit mot gentil ou
voir un joli paysage quand ça va mal, quand on se trouve nul ? C'est juste
une goutte d'eau pure dans un océan de noirceur, ça ne change rien. »
Eh bien, si, au contraire, ça peut tout changer, parce que le temps d'un
instant, tout votre être aura vibré à une fréquence plus élevée, celle de la
joie : votre Shen aura été activé et c'est le point de départ du programme
PARI®. Votre être reconnaîtra toujours cette vibration et voudra la retrouver car il y aspire.

Par le plaisir, vous allez nourrir tous les plans de votre être, vous allez
apporter de la joie à chacune de vos cellules qui vont vibrer sur la fréquence de la joie. Vous allez augmenter votre potentiel d'estime et de
confiance en vous.

Pourtant, ce n'est pas si facile de se faire plaisir, comme ça, tout simplement, sans raison particulière. Il vous faudra oublier cette notion de
« récompense » bien méritée, de réconfort après l'effort.

Depuis l'enfance, nous avons été formatés pour ressentir honte et/ou
culpabilité à se faire du bien, à penser à soi, à prendre du bon temps
alors que d'autres souffrent et travaillent. De ce fait, nous avons tendance
à penser avant tout au plaisir des autres, surtout ceux qui nous sont
proches, à tout faire pour qu'ils soient bien et ce, à notre détriment. Il est
important de penser aussi à soi, d'autant plus que, pour être bien avec les
autres, il est indispensable d'être bien avec soi-même.

Vous avez le droit, et même le devoir, de prendre soin de vous, de vous cocooner, de vous donner de l'amour et de la reconnaissance. C'est une des façons les plus judicieuses de faire comprendre à tout votre être qu'il a de la valeur.

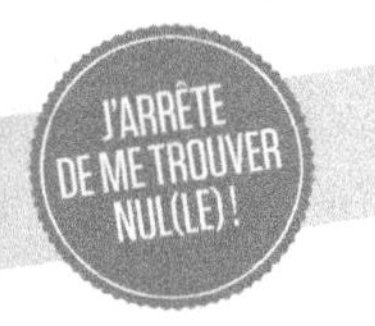

Les petits plaisirs se ramassent à la pelle

À tout instant, incognito, la vie vous offrira des petites parcelles de joie : ne serait-ce que la vue d'un bourgeon, si délicat et si parfait en même temps, qui représente à lui tout seul un potentiel de vie incroyable, tout prêt à éclore ou le chant d'un oiseau, un soleil couchant à l'horizon ou simplement un seul mot gentil entendu, une toute petite action entreprise et réussie...

- accueillez-les, les petits plaisirs nourrissent en douceur tout votre être. Ce sont des cadeaux que vous vous faites à vous-même ;
- dégustez-les complètement, délicatement ou goulûment, du début à la fin, instant après instant, sans penser à ce qu'il y a autour, ni à hier, ni à demain ;
- vivez-les pleinement, en vous disant que c'est normal, jusqu'à ce que ça devienne évident.

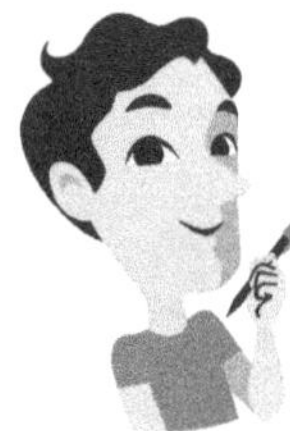

Mes perles de joie

Chaque jour, offrez-vous six petits plaisirs pour nourrir votre Shen : cinq plaisirs sensoriels et un plaisir relationnel :

- voir quelque chose de beau qui vous émeut, sur lequel vous posez votre regard durant quelques instants, en pleine Conscience ;
- entendre un beau son, une belle musique que vous percevez pleinement, en Conscience ;
- goûter un mets délicieux que vous goûtez avec délectation, prêtant attention à chaque saveur perçue ;
- sentir un effluve qui vous parvient tel un bouquet de parfums subtils ou enivrants ;
- ressentir le contact d'une caresse ou du vent, du soleil ou de l'eau ou bien le toucher d'une surface douce ;
- prêter attention à une belle parole, un doux regard, une intention d'amour, de la part d'un être cher ou d'un inconnu...

Pour chacun, faites un arrêt sur image de quelques secondes, savourez ce que vous ressentez et offrez-le en pleine Conscience à toutes vos cellules... Alors chaque jour, quelles que soient les circonstances extérieures, gravissez facilement et agréablement une petite marche vers le bonheur.

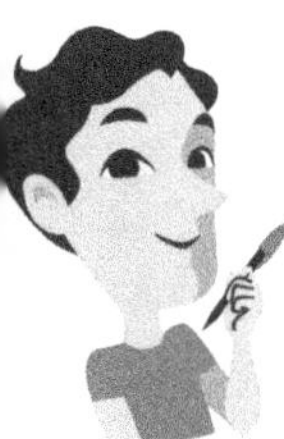

Je crée ma propre plaisirothèque

Préparez votre propre « plaisirothèque » en vous aidant de la liste de plaisirs ci-dessous et selon vos propres désirs personnels. Prenez une feuille et notez-y toutes sortes de plaisirs qui pourraient éventuellement vous tenter si tout était possible et sans tenir compte des innombrables « Oui mais » que votre mental-menteur va vous souffler pour tenter de vous faire renoncer.

Ne cherchez pas quelque chose de compliqué : plus ce sera simple et moins vous aurez d'excuses pour ne pas le faire.

Quand vous déciderez (enfin) de vous faire plaisir, faites-le en toute bonne conscience. Oubliez tout le reste, oubliez ce qu'il y a « à faire », vivez juste l'instant présent, soyez juste dans « l'être ».

Faites n'importe quoi dont vous avez envie et qui vous fait plaisir à ce moment très précis et dites-vous que, même sans être dans la fameuse pub, vous aussi vous le valez bien.

- **Au menu**

Les physio-plaisirs qui sont liés au corps et à tout ce que nos cinq sens nous permettent de capter autour de nous... à condition qu'ils favorisent notre santé psychocorporelle, évidemment.

Les socio-plaisirs qui nourrissent notre besoin de lien... à condition qu'ils respectent autrui et nous-mêmes.

Les idéo-plaisirs qui participent à notre développement personnel et à l'évolution de notre Conscience... à condition qu'ils soient en adéquation avec nos valeurs.

Les plaisirs espiègles qui nous font juste un bien fou précisément parce qu'ils sont absurdes et qui permettent de retrouver notre âme d'enfant libre.

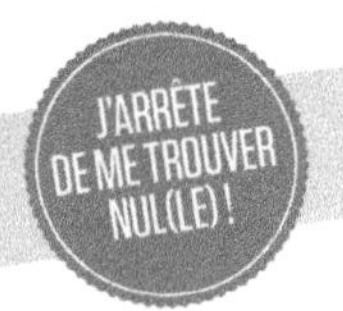

- **À la carte**

On n'y pense pas forcément, et ce n'est qu'après qu'on se dit : « J'aurais dû le faire depuis longtemps, ça fait tellement de bien ! »

Vous pouvez aussi saisir les perles de joie que vos cinq sens vous offrent chaque jour (voir p. 150).

Cochez régulièrement les plaisirs que vous avez déjà expérimentés et notez ce que ça vous a procuré.

Il n'est pas interdit et il est même conseillé de réutiliser ceux qui sont efficaces !

Liste des « petits plaisirs » à s'offrir au quotidien

Des petites choses qui ne coûtent rien ou si peu…	Physio	Socio	Idéo	Dingues	Je l'ai fait
Courir sur des feuilles mortes	X				
Rigoler avec les copains		X			
Jardiner	X				
Petit-déjeuner au lit en bonne compagnie		X			
Prendre un bain moussant	X				
Marcher dans les vagues	X				
Marcher pieds nus dans l'herbe ou sur les feuilles morte	X				
Écouter de la bonne musique	X				
Lire un bon livre			X		
Regarder un bon DVD avec un plateau-repas			X		
Lire un article de potins				X	
Sentir l'odeur de l'herbe coupée	X				
Regarder le soleil se lever ou se coucher	X				
Faire un footing le matin	X				
Pratiquer le yoga, le qi-gong ou la méditation			X		
Se blottir sous la couette avec son partenaire		X			
Faire un câlin à son enfant		X			

Des petites choses qui ne coûtent rien ou si peu…	Physio	Socio	Idéo	Dingues	Je l'ai fait
Danser tout seul avec la musique à fond	X				
Raconter et écouter des blagues		X			
Raconter sa vie à une bonne copine	X				
Traîner au lit un dimanche entier	X				
Ne rien faire d'important ou d'urgent			X		
Buller avec délectation			X		
Faire une bataille de polochons	X				
Chanter à tue-tête sous la douche ou dans sa voiture	X				
Danser sous la pluie	X				
Sauter à pieds joints dans les flaques d'eau				X	
Regarder ses enfants s'amuser		X			
Aider quelqu'un dans le besoin		X			
Faire un sourire ou un bisou à quelqu'un		X			
Se balader dans la nature	X				
S'allonger et regarder les étoiles	X				
Faire une sieste l'après-midi	X				
Apporter le petit-déjeuner au lit à votre chéri(e)		X			
Regarder les nuages et leur trouver des formes bizarres				X	
Grimper à un arbre				X	
Sauter sur un trampoline				X	
Se faire une cabane avec ses draps				X	
Admirer la mer et écouter les vagues	X				
Se faire masser	X				
Faire le fou en public				X	
Se blottir sous la couette un jour d'orage	X				

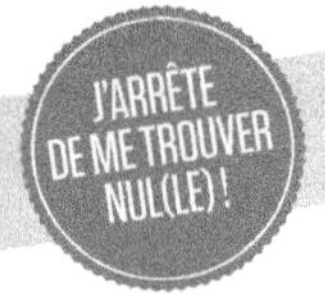

Des petites choses qui ne coûtent rien ou si peu…	Physio	Socio	Idéo	Dingues	Je l'ai fait
Utiliser les jeux d'enfants des jardins publics				X	
Observer les animaux dans la nature			X		
Vider sa boîte de réception de mails			X		
Passer une nuit sensuelle ou une sieste coquine		X			
Refaire le monde pendant toute la nuit		X			
Prendre un bain de minuit	X				
Faire une grimace ou un sourire à un inconnu énervé				X	
S'amuser avec son chat ou le regarder jouer		X			
Essayer une voiture ou une super-robe… qu'on n'achètera jamais				X	
Aller au hammam avec des amis		X			
Papoter à la terrasse d'un café		X			
Faire un geste de tendresse à quelqu'un qu'on aime		X			
Sentir l'odeur du linge qui a séché au soleil	X				
Regarder ses enfants dormir		X			
Piquer un fou rire en public				X	
S'acheter un bouquet de fleurs juste pour soi	X				
Marcher à reculons dans la rue				X	
Se déguiser				X	
Se faire passer pour un étranger en plein Paris				X	
Prendre une pause-café où l'on médite un peu		X			
Se laisser draguer quand on n'est pas au top		X			
Faire un compliment		X			
Passer un après-midi sans connexion (Wi-Fi, portable, TV…)			X		
Passer une journée sans achat			X		

Des petites choses qui ne coûtent rien ou si peu…	Physio	Socio	Idéo	Dingues	Je l'ai fait
Regarder un bourgeon qui va éclore	X				
S'émerveiller devant la nature	X				
Rentrer chez un fleuriste ou une brûlerie de café… sans acheter, juste pour sentir la bonne odeur	X				
Faire plaisir à quelqu'un sans raison		X			
Apprécier un bruit pénible qui s'arrête	X				
Regarder une vidéo drôle			X		
Regarder un documentaire animalier ou philosophique…			X		
Monter l'escalator qui descend…				X	

Ma « plaisirothèque »

Plaisirs	Origine	Déjà expérimenté	À expérimenter	OK : date(s)
1				
2				
3				
4				
5				
6				
…				
x				

Je m'offre au moins trois petits plaisirs

Chaque jour, identifiez et expérimentez trois petits plaisirs choisis dans votre plaisirothèque, pour enclencher le processus énergétique qui va agir sur l'inconscient, nourrir l'énergie psychique du Cœur et renforcer l'estime de soi…

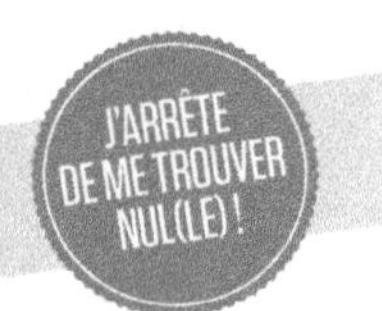

16. Ma folie du jour

Aujourd'hui, je m'autorise une chose que je ne me permets jamais alors que j'en ai super envie.

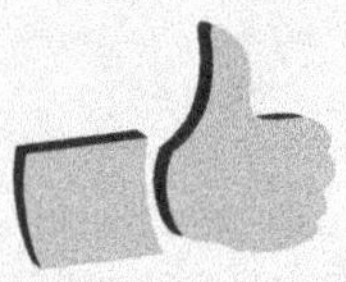

. . . .

. . . .

. . . .

J'entre en RELATION

Pour découvrir que les autres m'apprécient.

Selon la médecine traditionnelle chinoise

L'élément Métal correspond à l'automne. Il est relié aux méridiens Poumon et Gros Intestin et à la peau. Il est en lien avec le relationnel, les échanges, le lâcher-prise et le passé.

Pour avoir une bonne image de soi, il faut d'abord éliminer ce qui pollue l'estime de soi, puis chercher des preuves qui valorisent le savoir-faire afin d'avoir confiance en soi et enfin, bien se positionner par rapport aux autres. C'est-à-dire, se libérer de la culpabilité, de la peur et de la comparaison négative.

- **Le gros intestin.** Il permet l'élimination des déchets de l'alimentation. Il rejette ce qui est inutile ou mal assimilable pour l'organisme. Symboliquement et énergétiquement, il est en lien avec le lâcher-prise et le passé. Des problèmes de côlon indiquent que la personne a du mal à se détacher des échecs passés, à se libérer de sa culpabilité. Elle a honte de ce qu'elle a mal fait ou pas fait, elle se sent sale : ça touche à ce qu'elle est, donc à l'estime de soi. En automne, les feuilles mortes tombent, s'accumulent sur le sol puis se transforment en humus qui va constituer le terreau d'un nouveau cycle de vie.
- **Les poumons.** Ils constituent le lieu des échanges gazeux respiratoires : récupérer l'oxygène indispensable et évacuer le gaz carbonique inutile. Sur le plan énergétique et symbolique, ils sont en lien avec l'instinct de vie, le besoin de sécurité, la tristesse, la déprime et l'isolement, la notion

d'échange. Un dérèglement des poumons indique que la personne éprouve un mal de vivre, de la tristesse, du découragement, qu'elle ne respire pas la vie à pleins poumons comme si elle ne la méritait pas.

- **La peau.** Elle entoure et protège l'organisme et permet les échanges entre intérieur et extérieur. Elle constitue la frontière entre soi et les autres. Elle reflète notre état de santé physique et psycho-émotionnelle. Son apparence dépend de notre capacité de relation avec autrui et de la qualité de cette relation. Des problèmes de peau ont un rapport avec l'image de soi, les liens avec autrui, la capacité à se positionner de façon juste, à se protéger et à dire « Non »... On a constaté que les personnes qui culpabilisent ou qui ont honte développent souvent des problèmes de peau, comme pour exprimer de façon visible leur mal-être. Il y a aussi celles qui rougissent parce qu'elles sont mal à l'aise ou ont peu confiance en elles.

J'élimine les poisons et les entraves du passé

Utilisez l'énergie du gros intestin pour lâcher prise et vous libérer de la culpabilité et de la honte.

Évacuez les vieilles expériences et les échecs qui vous encombrent et vous polluent. Libérez-vous des émotions et ressentis qui y sont associés.

Pourquoi continuer à survivre, intoxiqué par tous ces poisons qui vous polluent et vous empêchent d'avancer et d'exister vraiment ?

Le passé est passé. Vous ne pouvez ni le modifier, ni revenir en arrière. Vous n'avez que deux solutions :

- accepter ce que vous ne pouvez pas changer ;
- changer ce que vous pouvez changer, soit en réparant vos erreurs, soit en recommençant ce que vous aviez raté, soit en demandant pardon aux personnes concernées pour le mal ou les fautes que vous avez commises.

Soyez objectif et établissez votre degré de responsabilité et vos possibilités d'action. Si vous pensez que vous pouvez faire quelque chose pour réparer vos actes, donnez-vous une date limite puis faites-le : prenez, ou non, contact avec la ou les personnes blessées (ou l'organisme, l'animal, le lieu, le culte, l'objet...), puis réparez.

Que vous ayez été inapte, maladroit, injuste ou méchant, la réparation va pouvoir se faire concrètement, matériellement, financièrement ou symboliquement, par un geste, des paroles, une attention, une écoute ou même un regard...

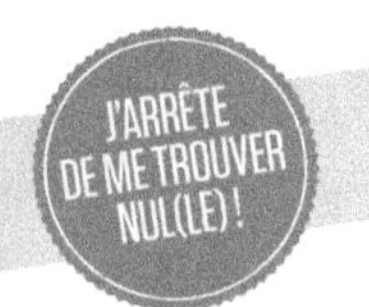

Faites votre *mea culpa*. Téléphonez ou écrivez à celui qui a été blessé par vos actes ou vos attitudes, puis reconnaissez ou avouez vos torts et demandez pardon avec humilité, sans fierté et sans vous chercher des excuses.

Cet acte de pardon est souvent bien difficile à offrir, car il demande d'admettre qu'on a pu commettre quelque chose de « nul ». Même si l'on n'est pas nul pour autant. Il permet de pouvoir à nouveau avancer la tête haute après avoir commis une erreur au lieu de porter le poids de celle-ci durant des années.

Faites amende honorable :

- reconnaissez vos torts ou avouez votre faute (exprimez les faits en y intégrant votre responsabilité) ;
- dites que vous avez conscience du mal que vous avez pu faire ;
- parlez de ce que l'autre a pu ressentir (déception, colère, frustration, tristesse…) ;
- engagez-vous à faire tout votre possible pour ne pas recommencer ;
- demandez pardon mais ne l'exigez pas.

L'intérêt de tout cela est double :

- la personne qui a été blessée retrouve sa dignité et peut se débarrasser du ressentiment (accompagné de rancune ou de rancœur et/ou de désir de vengeance) qu'elle pourrait éprouver et qui aurait pu longtemps la polluer ;
- vous vous débarrassez de ces sentiments terriblement destructeurs que sont la honte et la culpabilité. Même si vous n'avez pas pu changer le passé, vous avez fait de votre mieux pour réparer chez l'autre les conséquences émotionnelles de vos erreurs.

Je fais des échanges gagnant-gagnant

La vie commence par un premier souffle et se termine par le dernier souffle. Entre les deux, une respiration ininterrompue que l'on pourrait traduire par un flux continu d'échange d'énergie de vie avec les autres.

Lorsqu'on se trouve nul, c'est généralement par manque de reconnaissance. Même lorsqu'on fait de son mieux et que les résultats sont là, c'est souvent considéré comme normal : implication personnelle, efforts et progrès sont ignorés.

En revanche, dans le cas inverse, la moindre petite maladresse, la plus petite erreur est relevée et amplifiée. Le résultat est que, non seulement la confiance en soi n'est pas nourrie mais au contraire, elle est dégradée.

Emma, un réseau d'entraide salvateur

Ma grande amie Emma a appris en juin 2015, qu'elle était atteinte d'une grave maladie. Bien qu'elle ait toujours eu un mal fou à demander de l'aide parce qu'une part d'elle estimait qu'elle n'était pas suffisamment bien pour qu'on s'occupe d'elle, elle a réussi à le faire formidablement bien.

Sachant qu'elle allait avoir besoin de beaucoup de soutien sur le plan émotionnel et logistique, elle a eu le courage de dépasser ses peurs de déranger et sa croyance de n'être pas assez bien pour qu'on ait envie de l'aider et de la protéger.

Elle a créé sur Whatsapp un groupe d'échanges de SMS communs, qu'elle a appelé « solidarité MA ».

Elle y a inscrit les personnes sur lesquelles elle pensait pouvoir compter pour l'accompagner régulièrement à l'hôpital et pour la soutenir si elle craquait moralement.

En trois mois, elle nous a donné des nouvelles chaque jour et nous a fait part de tous les rendez-vous médicaux et chimiothérapeutiques auxquels elle devait se rendre. Non seulement nous pouvions suivre tout son parcours et connaître les résultats des examens presque en direct, mais nous avons pu aussi nous organiser les uns avec les autres pour proposer puis décider qui l'emmènerait où et quand.

Elle n'a jamais été seule à l'hôpital ou chez les médecins et en plus, parce qu'elle a réussi à nous écrire tous ses états d'âme, ses peurs, ses espoirs, au fur et à mesure qu'elle les vivait, nous avons pu l'entourer de tout notre amour avec nos encouragements par SMS et nos visites chez elle.

Le fait d'avoir créé et fédéré ce groupe a décuplé sa confiance en la vie, démultiplié ses chances de guérison, apaisé son mental et ses peurs. Elle nous a donné, ainsi qu'à elle-même,

.../...

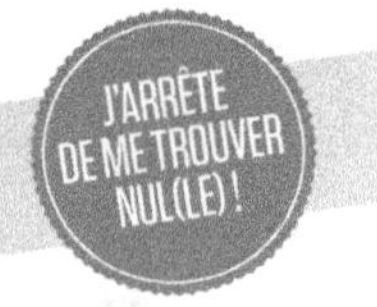

> un cadeau inestimable en nous permettant de lui offrir l'amour
> et la reconnaissance dont elle a toujours eu besoin.
> Ce fut extrêmement puissant pour elle et pour nous.
> Merci à elle de nous avoir honorés avec ce présent.

Je suis altruiste

Se rendre utile, se mobiliser, aider ou protéger augmente la confiance en soi :

- portez votre attention aux autres : écoutez-les, anticipez leurs besoins, rendez service, faites plaisir ;
- offrez un cadeau, un sourire, une écoute attentive ;
- intéressez-vous à eux, posez-leur des questions, soyez bienveillant et indulgent, encouragez-les, complimentez-les ;
- mobilisez-vous, aidez-les, protégez-les ;
- créez un réseau d'entraide ou un groupe de prière si cela correspond à vos aspirations spirituelles.

La reconnaissance que vous lirez dans leur regard ou qu'ils vous exprimeront par des mots sera un cadeau qui vous fera un bien fou. Vous vous regarderez autrement parce que vous aurez fait quelque chose de bien.

Je vais à la pêche aux feedbacks positifs

Quand vous avez conscience d'avoir fait quelque chose de bien mais que vous ne recevez aucune remarque positive, ne vous dites pas que, finalement, c'est parce que vous avez été nul.

C'est bien souvent le contraire mais ça n'a pas été exprimé.

Vous avez besoin d'encouragements et de reconnaissance pour cultiver votre sentiment d'efficacité personnelle. Alors, au lieu de faire des suppositions, réclamez simplement à vos interlocuteurs de vous faire un retour. Vous pouvez le dire de façon simple, juste en demandant ce qu'ils en ont pensé. N'hésitez pas à ajouter que l'objectif a été atteint et à préciser votre part personnelle dans cette réussite.

Et, s'il ne l'a pas été, faites valoir tout ce que ce vous avez mis en œuvre pour qu'il le soit.

Parfois, il suffit juste d'un merci pour se sentir considéré.

Proposez vos ressources en participant à une entreprise commune.

Si elle aboutit, vous serez fier de vous : « C'est un peu ou beaucoup grâce à moi. »

Pour que ce soit constructif, il vous sera important d'analyser les causes de la réussite et de déterminer votre quote-part. Peu à peu, vous allez vous rendre compte que certaines de vos qualités reviennent régulièrement : façon de penser, sensibilité, ouverture d'esprit, gentillesse, empathie, concentration, créativité, capacité de travail, d'analyse, de synthèse... Vous pourrez alors augmenter votre valeur personnelle en les considérant comme acquises.

Si l'échec survient, admettez que vous n'êtes pas le seul responsable, ça sera moins dur à vivre. Partant du principe que les autres ont aussi leur part de responsabilités ou peut-être même que c'est de leur faute et non pas de la vôtre, vous aurez moins tendance à vous trouver nul.

Je pratique la gratitude

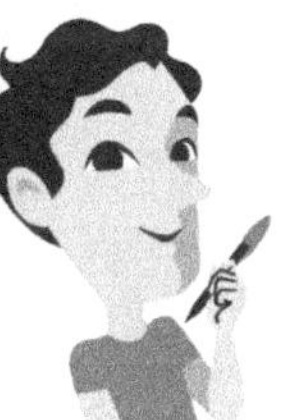

La gratitude favorise les émotions positives, la santé du corps et de l'esprit, booste l'immunité et la confiance en soi et renforce les liens sociaux. Pour la cultiver :

- Prenez conscience des intentions positives, des attentions bienveillantes, des remarques constructives, qu'on a eues pour vous, de l'aide qu'on vous a apportée, puis remerciez.
- Dirigez votre attention vers ce qui est beau en vous. Construisez votre estime de vous avec ce qui est déjà là et non avec ce qui ne l'est pas. La gratitude est une sorte de pivot pour rebondir de l'obsession de nullité vers la sérénité et l'amour de soi.
- Soyez objectif et félicitez-vous face à une victoire personnelle ou professionnelle, n'attendez pas que les autres le fassent.
- Encouragez puis félicitez ceux que vous côtoyez : validez les compétences plutôt que les incompétences.
- Alimentez le réservoir des compliments plutôt que celui des reproches.
- Arrosez les bonnes graines plutôt que les mauvaises.

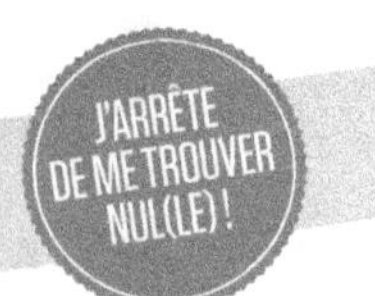

Je me protège

J'adoucis mon image

La peau est une enveloppe de soie pour adoucir l'image de soi.

Elle représente notre protection, notre « armure » symbolique, notre apparence extérieure et nos limites personnelles.

Quand elles sont floues, on donne une fausse apparence de soi. On ne sait pas se faire respecter, on se laisse envahir, opprimer ou persécuter. On est trop sensible au jugement d'autrui.

Quand elles sont trop rigides, on ne se laisse pas approcher, on s'isole et on perd toute possibilité d'avoir un œil extérieur bienveillant ou simplement objectif pour revaloriser l'image de soi.

Je marque mes limites

Ne laissez pas les autres vous envahir, vous étouffer ou vous dominer. Ne vous soumettez plus, sous prétexte que vous vous trouvez nul.

Faites le hérisson : si les autres s'approchent trop ou tentent de vous faire plier contre votre gré, roulez-vous en boule, tous vos piquants dehors pour les empêcher d'atteindre votre intégrité. En revanche, si la distance symbolique vous semble juste et leurs intentions bonnes, ouvrez-vous et laissez-les prendre contact avec la partie fragile et douce de votre être.

Je me positionne vis-à-vis d'autrui

Quand on se dévalue, on craint le rejet des autres. Soit on anticipe et on s'isole soit, pour être apprécié, on a tendance à tout accepter.

Exprimez-vous, dites ce que vous aimez, ce dont vous avez besoin ou envie, sans croire que vous ne le méritez pas. Ça sera plus facile pour tout le monde. Vous serez à votre juste place.

J'écarte les personnes toxiques de ma vie

Il arrive fréquemment qu'on soit pollué par les autres : leurs mots blessants, leurs attitudes agressives, leur propre mal-être, leur besoin de faire du mal, d'écraser ou de harceler.

Tout ça provient généralement de leur incapacité à se sentir à la hauteur ou parfois, malheureusement, à leur méchanceté.

Repérez-les tous et fuyez-les au plus vite, ils émettent des ondes négatives et pompent insidieusement votre énergie vitale.

J'accepte les compliments

Notre peau contient de nombreux récepteurs cutanés, dont ceux du tact qui déterminent la pression du contact : entre une caresse et un coup, c'est leur nombre qui varie.

La différence entre plaisir et douleur peut être subtile et varier selon les individus.

En faisant un rapprochement symbolique avec les remarques qui vous sont faites, esquivez ou ignorez les jugements dévalorisants, mauvais coups pour le moral et l'image de soi.

Sachez recevoir les compliments et les services comme des caresses de l'âme, des onguents pour le cœur. Faites une cure d'« égothérapie ».

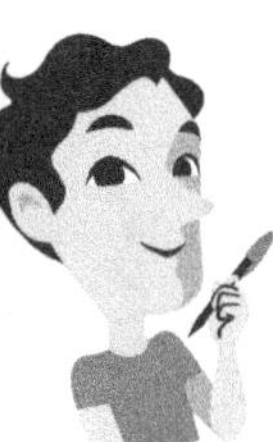

Je crée ma propre relatiothèque

Étymologiquement, exister veut dire « sortir de ». Selon le dictionnaire, c'est aussi vivre, être dans la réalité, se trouver quelque part, être repérable dans le temps ou dans l'espace. C'est aussi avoir de la valeur, de l'importance : s'affirmer, se faire reconnaître comme une personne aux yeux de la société, d'un groupe, d'un autre être vivant. Sortez de votre isolement. Entrez en relation de manière positive, saine, joyeuse et constructive.

Avant de faire les exercices liés à ce chapitre, vous devez créer ou recréer les liens qui existent déjà, même s'ils sont très anciens. Ce n'est sûrement pas par hasard si les coordonnées de certains contacts vous sont encore accessibles.

- **Recherchez tous vos contacts** sans tri ni distinction : fouillez dans tous vos répertoires, vos cartes de vœux, vos listes d'adresses mails, de collègues, de stagiaires ou d'étudiants des formations que vous avez faites, présentation d'élèves au dos de vos photos de classes, trombinoscopes…
- **Envoyez-leur un message.** Un simple SMS, un message téléphoné, un courriel pour leur demander des nouvelles…

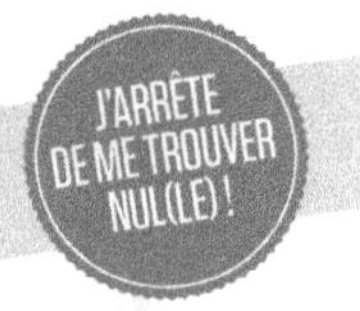

- **Donnez suite.** Dès que vous avez une réponse, quelle qu'elle soit, donnez-vous au maximum une demi-journée pour rebondir : un contact téléphonique, un rendez-vous, une correspondance à suivre ou une invitation.
- **Élargissez les liens.** Demandez-leur des nouvelles de connaissances que vous avez perdues de vue.
- **Créez votre réseau.** Invitez-les chez vous avec un de leurs amis que vous ne connaissez pas encore, afin de faire leur connaissance.

Recherchez tous vos contacts en utilisant la technique ci-dessus de « pompe à relations », puis créez votre réseau personnel pour aller à la recherche d'opportunités de reconnaissance.

Ma « relatiothèque »

Prénom Nom	Origine (amis, famille, collègues, etc.)	Numéro de téléphone	Adresse mail	Adresse postale	À contacter	Contacté (date)	Revu (date)
1							
2							
3							
4							
5							
...							
...							

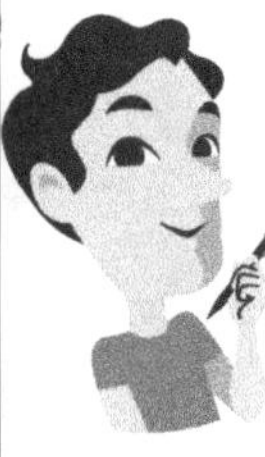

J'active au moins trois relations réparatrices

Dans la liste suivante, choisissez au minimum trois mises en relation (avec des personnes de votre « relatiothèque ») qui vont vous permettre de nourrir votre estime de vous en…

	Contact(s) choisi(s) pour cette démarche
❑ Vous libérant des boulets du passé. Contactez une personne à qui vous avez fait du tort puis : – faites amende honorable ; – réparez si cela est encore possible ; – demandez pardon ; … puis ressentez la légèreté que ça vous apporte.	
❑ Pratiquant l'échange gagnant-gagnant : – rendez service ; – échangez des services (vous pouvez contacter un système d'échange local [SEL] dans votre région) ; – écoutez une personne avec empathie ; – encouragez, félicitez, protégez quelqu'un ; – créez ou participez à un groupe de soutien pour aider une personne à traverser une épreuve ; … puis ressentez la gratification à l'intérieur de vous.	
❑ Allant à la pêche aux feedbacks positifs : – demandez qu'on vous fasse un retour sur ce que vous avez fait ; – exprimez votre besoin d'encouragements, de reconnaissance, de félicitations et même de remerciements… (même si c'est très difficile) ; … puis imprégnez-vous de ce que vous recevrez.	
❑ Participant à un projet commun : – cherchez-en un qui existe déjà et greffez-vous-y ; – imaginez-en un et contactez des personnes qui vous semblent adéquates pour le leur présenter et leur proposer d'y collaborer ; … puis ressentez de la fierté dans son aboutissement.	
❑ Exprimant votre gratitude : – à ceux que vous aimez : remerciez-les d'être là pour vous ; – à ceux qui vous ont fait du bien ou qui vous ont aidé ; – à ceux qui vous ont fait évoluer, même si, sur le moment, ça vous semblait difficile à vivre ; … puis vibrez sur la fréquence du cœur.	

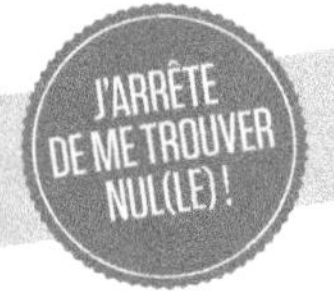

	Contact(s) choisi(s) pour cette démarche
❏ Vous positionnant et en marquant vos limites : – dites « Non » à quelque chose que vous ne souhaitez pas faire ; – exprimez ce que vous ne voulez plus ; – rayez de votre carnet d'adresses les personnes qui vous envahissent, vous oppressent, vous blessent ou cherchent à vous dominer ; – demandez clairement ce qui vous ferait plaisir, ce dont vous avez besoin ; … puis ressentez la détermination et la force que ça vous apporte.	
❏ Accueillant les éloges : – quand on vous en fait, souriez et remerciez sans fausse modestie ; – quand on veut vous aider ou vous rendre service, acceptez ; – faites-vous relooker par une amie ou un professionnel puis laissez-vous prendre en photo comme une star et partez à la chasse aux compliments ; … puis gravez-les en vous pour augmenter votre valeur personnelle.	

Mon rituel

17. Ma BA du jour

Aujourd'hui, je rends service à quelqu'un de manière désintéressée.

. . . .

. . . .

. . . .

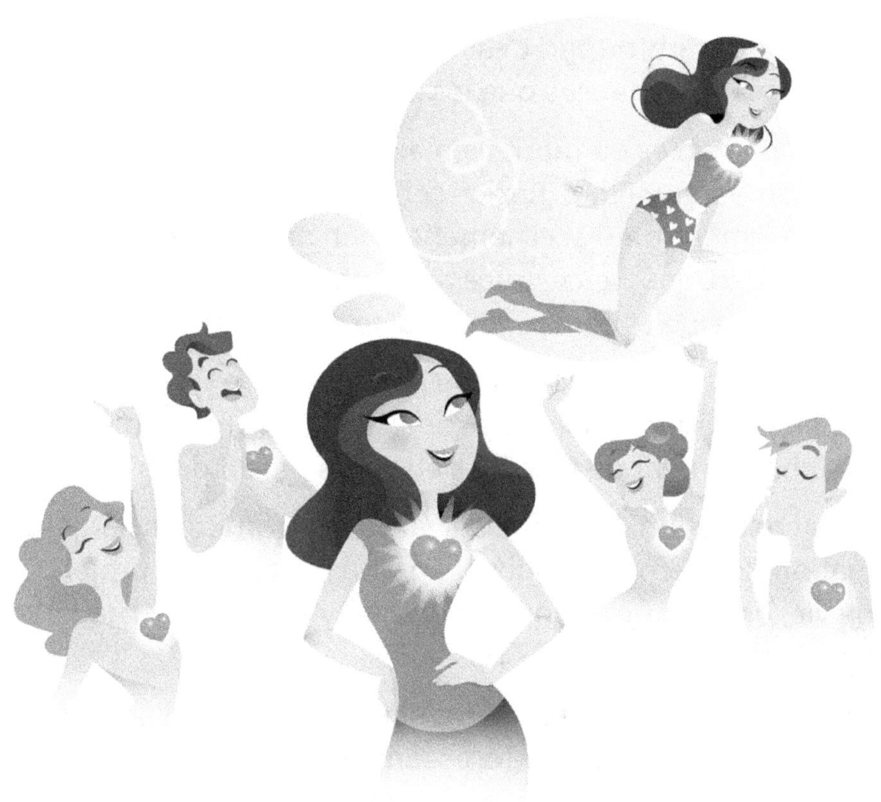

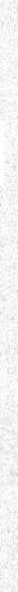

J'IMAGINE le meilleur

Selon la médecine traditionnelle chinoise

La peur, la sécurité et la détermination, ainsi que la vitalité dépendent du méridien Rein, mais aussi la créativité et l'imagination, en tant qu'énergie potentielle : à l'instar de la graine qui, en hiver, repose dans le sol, contenant l'information parfaite et juste pour germer au printemps afin de devenir un arbre magnifique, vous possédez en vous tout le potentiel de l'être extraordinaire que vous pouvez être et dont vous serez fier.

La notion de territoire, de désir ou de volonté dépend du méridien Vessie.

Pour réactiver votre énergie Eau, faites fonctionner votre potentiel d'imagination et votre créativité afin de faire émerger une autre image de vous : quelqu'un de bien qui peut réussir.

Imaginer, c'est créer, au niveau quantique, donc sous forme informationnelle, quelque chose qui n'existe pas encore, en piochant dans l'univers de tous les possibles.

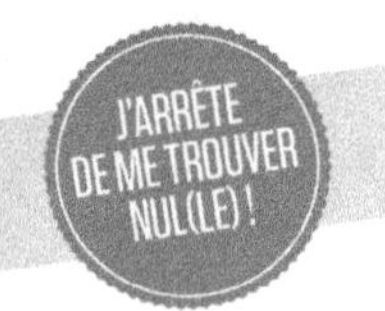

Imaginer, c'est donc in-former, c'est-à-dire « donner forme » à une probabilité qui aura plus de chances que les autres de s'actualiser dans le futur.

Dans les multiples voies du futur, il en existe au moins une qui vous mène au meilleur de vous-même. Rêvez celle-ci plutôt que d'autres. Et afin d'avoir suffisamment de discernement pour déterminer quelle est cette voie, ouvrez votre Conscience grâce aux outils que je vous ai proposés au cours de la 2e semaine et demandez à votre moi supérieur de vous guider.

L'élément Eau correspond à l'hiver, au passage entre un cycle et le suivant. Il n'y a pas de disparition mais une renaissance. Tout est métamorphose, c'est-à-dire changement de forme : rien ne se perd, tout se transforme.

Il est lié à la conception. À l'étape suivante, au printemps, la gestation ou la germination donneront un nouvel être ou un nouveau projet. On quitte un pan de vie, un territoire connu pour aller vers l'inconnu, la « *Terra incognita* », vers l'univers de tous les possibles.

Quand l'élément Eau est déréglé, on n'est plus capable d'accéder au changement, de visualiser un futur intéressant avec un but précis et des objectifs, de créer de nouveaux projets… On n'ose pas sortir de son territoire, de ce qu'on connaît déjà, ni aller vers l'avant pour explorer de nouvelles possibilités. On refrène ses désirs et sa créativité par peur d'échouer.

La sagesse amérindienne

Un soir, un vieil Indien Cherokee raconte à son petit-fils l'histoire de la bataille intérieure qui se livre en chacun de nous : « Deux loups se battent à l'intérieur de nous tous. L'un est le Mal : c'est la colère, l'envie, la jalousie, la tristesse, le regret, l'avidité, l'arrogance, la honte, le rejet, l'infériorité, le mensonge, la supériorité et l'ego… L'autre est le Bien : c'est la joie, la paix, l'amour, l'espoir, la sérénité, l'humilité, la gentillesse, la bienveillance, l'empathie, la générosité, la vérité, la compassion et la foi… »
L'enfant resta songeur un instant puis demanda à son grand-père : « Lequel des deux loups gagne ? »
Le vieil homme répondit simplement : « Celui que tu nourris. »

Vous êtes, vous aussi, potentiellement l'un de ces loups. Si c'est votre côté sombre que vous entretenez, c'est celui-ci qui dominera, et que les autres percevront.

Au contraire, si vous choisissez d'aller de l'avant, et de faire taire cette part obscure pour développer votre part lumineuse, alors les autres percevront cette image et vous la renverront, entretenant ainsi un cercle vertueux.

Il vous faut donc booster votre volonté et votre motivation. Il ne s'agit pas seulement de prendre de bonnes résolutions du type de celles que l'on prend en début d'année : je vais me mettre à la gym, ranger le garage, me réconcilier avec untel... Ces résolutions ne sont en général suivies d'aucun effet, car, en réalité, nous n'y croyions pas vraiment, voire pas du tout : nous nous donnions juste bonne conscience.

Afin d'activer les ressources pour réussir, il faut que la motivation soit forte, que le but final soit clair et que l'on soit capable de se visualiser en train de réussir ou d'avoir terminé ce qu'on a envisagé. Il est donc fondamental de pratiquer la visualisation créatrice de réalité pour parvenir à ses fins. Projetez-vous dans un futur où vous serez celui ou celle que vous rêvez d'être.

Osez adopter une attitude de gagnant. Modifiez vos attitudes corporelles volontairement : redressez-vous aussi souvent que possible, ayez la tête haute, les mâchoires et les épaules relâchées, le regard fier, souriez, respirez calmement, centrez-vous au niveau de votre *hara*... Imaginez que vous êtes un gagnant, imprimez en Conscience au plus profond de vous les émotions et les sensations correspondantes.

Osez avoir des affirmations mentales ou verbales comme : « Je réussis ce que j'entreprends », « Je parle facilement en public », « J'ose », « J'ai confiance en moi », « Je suis fier de moi », « J'ai de la chance », « Je suis joyeux », « Je suis détendu »... afin d'envoyer à votre inconscient le message que vous êtes quelqu'un de bien.

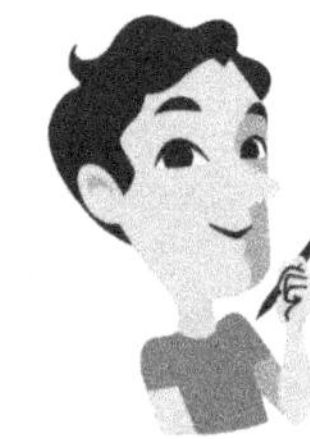

Je crée ma propre « imaginothèque »

Observez les gens que vous admirez et « scannez-les », c'est-à-dire repérez leur posture, la façon dont ils se tiennent : penchés en avant, en arrière, droits ou voûtés, leur regard (direction, lumière, intensité), leurs attitudes physiques, leur voix, leurs paroles et la façon de parler afin de vous créer un dictionnaire d'associations « attitudes physiques/état d'esprit de gagnant », à utiliser pour aller vers la ligne d'arrivée de ce livre : « être fier de soi ».

Vous pouvez éventuellement aussi ajouter les photos des gens auxquels vous aimeriez ressembler.

Mon « imaginothèque » ou « fierbook »

Personnage ou désir personnel	Attitude État d'esprit n° 1	Attitude État d'esprit n° 2	Attitude État d'esprit n° 3	Attitude État d'esprit n° 4	Photo éventuelle
1					
2					
3					
4					
5					
...					
x					

Adoptez en Conscience, au moins dix fois dans la journée, une des attitudes ou comportements de votre « fierbook », pour habituer votre corps, votre psychisme et votre inconscient à vous considérer comme un gagnant.

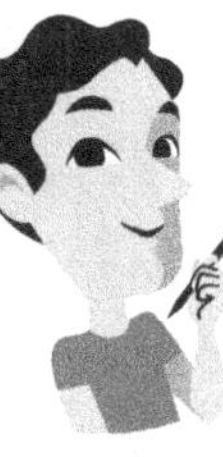

Notez trois choses que vous aimeriez réussir plus tard (même si ça vous paraît inconcevable pour l'instant) et engagez-vous par écrit à y parvenir d'ici à telle date (que vous devez impérativement préciser (d'ici à Noël, à la fin de l'été prochain, au jour de votre anniversaire, à la prochaine réunion de famille…). Visualisez-vous au moment de la victoire en intégrant le décor correspondant.

	Résolutions	Date	OK
1			
2			
3			

Mon rituel

18. Ma déprogrammation-reprogrammation du jour

Aujourd'hui, je transforme en Conscience un de mes défauts en point d'amélioration, c'est-à-dire que je trouve le point positif ou la qualité de mon défaut.

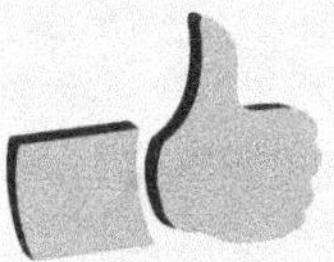

. . . .

. . . .

. . . .

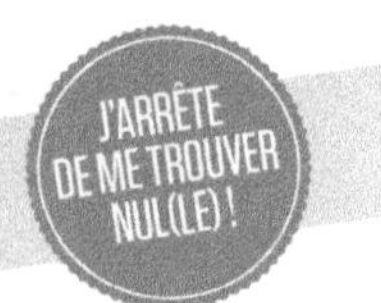

Pour découvrir que je suis capable de bien faire.

Selon la médecine traditionnelle chinoise

Quand on n'est pas sûr de soi, il n'est pas facile de décider quoi que soit, chaque voie possible étant potentiellement source d'échec. On a tendance à avancer à reculons pour éviter de passer à l'action. Et si on le fait, on est soit impulsif, soit apathique mais généralement non efficace, donc frustré, parfois même en colère.

L'élément Bois correspond au printemps, quand la sève monte et les bourgeons s'ouvrent. Pour réactiver votre énergie Bois, vous devrez planifier les étapes à suivre pour agir, décider de démarrer, vous lancer et persévérer quels que soient les obstacles rencontrés. C'est pourquoi il sera important au début de choisir des actions faciles avec peu d'enjeux pour les réussir facilement, nourrir votre confiance en vous et déprogrammer votre inconscient de l'idée d'échec inévitable.

Le potentiel d'action, la planification et le démarrage des projets, la colère, l'impulsivité et la frustration dépendent du méridien Foie, ainsi que l'inconscient. La prise de décision dépend de celui de la Vésicule biliaire.

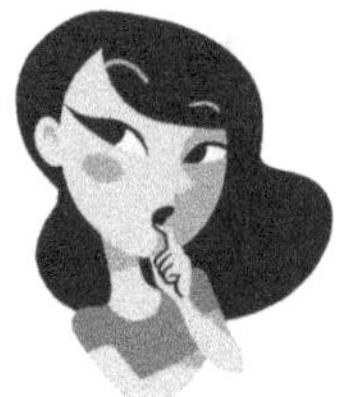

Les neuromédiateurs

Nos états d'âme, notre tempérament et nos émotions sont influencés par des mécanismes biochimiques complexes.

Nos comportements et nos actions sont gouvernés par des neuromédiateurs qui sont des messagers chimiques intervenant dans la transmission de l'influx nerveux entre les neurones, pour déclencher ou inhiber un processus donné :

– la dopamine joue le rôle de starter pour déclencher l'action. Elle favorise la recherche de nouveauté, l'intention, la motivation, l'ouverture aux autres. Elle est aussi liée au désir sexuel qui est, sur un plan archaïque (mais pas seulement !), un très bon moteur pour passer à l'action ;

– la noradrénaline permet le développement et la persistance de l'action. Elle est en lien avec notre système limbique et plus particulièrement avec la mémoire émotionnelle et le couple « récompense/punition » qui, face à chaque situation nouvelle, va se référer au passé : il va privilégier une stratégie qui s'est révélée gagnante et inhiber ou fuir toute situation qui a conduit à un échec. Ce neuromédiateur va donc activer la mémorisation et la concentration, renforcer la stimulation psychomotrice et l'endurance pour persévérer ou bien renoncer ;

– la sérotonine permet le contrôle des pulsions et l'arrêt de l'action. Elle favorise la prise de recul et la confiance qui entraînent l'apaisement et le retour au calme.

Ces trois messagers chimiques sont, théoriquement, en équilibre, mais il arrive qu'ils ne le soient pas : un excès (en cas de maladie psychiatrique) ou un déficit (cas fréquent) de l'un d'entre eux, peut singulièrement modifier le comportement face à l'action.

En faisant le point sur le rôle de chacun, il est possible de faire un lien entre le fait de se trouver nul et la difficulté à passer à l'action, le manque de motivation, de persévérance ou de confiance.

Mais quand on se trouve nul...

– on a peur de l'inconnu et de la nouveauté car on craint l'échec, on n'ose pas passer à l'action. On a du mal à s'ouvrir aux autres, on se replie sur soi-même (déficit de dopamine) ;

– une fois qu'on s'est lancé dans l'action, notre passé de « perdant » nous rattrape, on fuit toute situation qui nous rappelle un échec. Du coup, on a du mal à se concentrer, on se disperse et on ne mène rien à terme (déficit de noradrénaline) ;

– on manque de confiance en soi, on a du mal à prendre du recul. Si, malgré tout, on est arrivé à passer à l'action, on est peu efficace car on « mouline » (déficit de sérotonine).

... On a du mal à passer à l'action.

Je peux réussir

Les trois premières étapes du programme PARI® ont préparé le terrain :

- en entrant en Relation (voie R), vous avez déjà stimulé votre sécrétion de dopamine ;
- en faisant fonctionner votre Imagination (voie I), vous avez réussi à vous considérer comme un gagnant et cela a stimulé votre sécrétion de nora-drénaline ;
- en vous faisant Plaisir, (voie P), vous avez renforcé votre Shen, donc votre confiance en vous et cela a stimulé votre sécrétion de sérotonine.

Passer à l'Action, cela signifie faire quelque chose, que ce soit en lien avec le Plaisir, les Relations, l'Imagination ou simplement Agir. Vous devrez faire quelque chose d'inhabituel afin de changer ces habitudes qui vous freinent, pour retrouver une bonne image de vous.

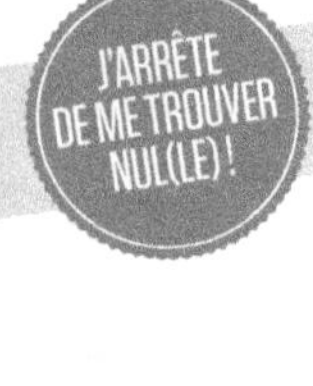

Faciles ou difficiles, ces petits ou grands challenges seront des étapes pour vous permettre de vous rendre compte que vous pouvez réussir, que vous êtes quelqu'un de bien, que les autres apprécient ce que vous faites et qui vous êtes.

Chacune de ces étapes sera comme une marche du grand escalier naturel qui vous emmènera au sommet de votre montagne. C'est là-haut que vous pourrez contempler, non seulement votre réelle valeur, mais aussi le chemin que vous aurez parcouru.

Parfois vous aurez du mal à vous hisser, parfois, vous monterez facilement, parfois vous dégringolerez et penserez avoir tout loupé mais ce simili échec vous aura seulement servi à prendre du recul et à comprendre que vous aviez pris une mauvaise direction.

Il est fort possible qu'alors, vous puissiez rebondir vers les marches supérieures et finalement, gagner du temps. Ce que vous devez savoir, c'est que chaque marche grimpée aura été atteinte définitivement.

Quand vous les aurez toutes grimpées, vous aurez bouclé la boucle du programme PARI®, vous pourrez enfin sortir de votre obsession de « nullité » et retrouver la sérénité. Vous pourrez être fier de vous.

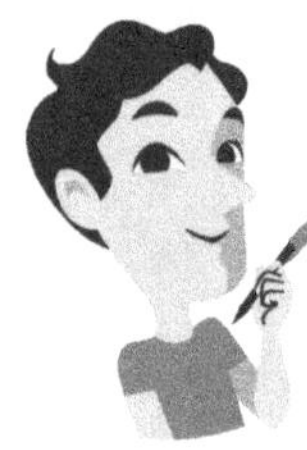

Je crée ma propre « actiothèque »

Agir est une action mais renoncer à agir en est une aussi, c'est pourquoi je vous propose une liste d'idées d'actions, à deux colonnes. Ne vous limitez surtout pas et trouvez celles qui nourriront votre estime de vous et votre confiance en vous.

Dans le tableau suivant, cochez celles qui vous amèneront à être fier (fière) de vous.

Catégorie « Je fais »	Catégorie « J'arrête de faire »
❏ Je m'organise	❏ Je n'attends rien
❏ Je planifie	❏ Je ne cherche pas à tout contrôler
❏ Je range	❏ Je ne fais pas d'autocritiques
❏ Je reste calme coûte que coûte	❏ Je n'ai pas d'addictions

Catégorie « Je fais »	Catégorie « J'arrête de faire »
❏ Je dors tôt	❏ Je n'ai pas de compulsions
❏ Je fais une surprise	❏ Je ne suis pas perfectionniste
❏ Je parle à un inconnu	❏ Je ne suis pas confus
❏ Je suis efficace	❏ Je ne râle pas
❏ Je me concentre	❏ Je ne juge personne
❏ Je suis discipliné	❏ Je ne me juge pas
❏ Je suis tenace	❏ Je ne recherche pas ce qui me manque
❏ Je persévère	❏ Je ne déprime pas
❏ Je suis responsable	❏ Je n'ai pas d'idées noires
❏ Je suis ponctuel	❏ Je ne me plains pas
❏ Je suis calme	❏ Je renonce à tout faire
❏ Je dépasse ma timidité	❏ Je ne fais pas tout parfaitement
❏ Je suis déterminé	❏ Je ne procrastine pas
❏ J'agis avec assurance	❏ Je ne fais pas d'exagération
❏ Je suis précis	❏ Je n'exprime pas de rancœur
❏ Je suis ponctuel	❏ Je ne me blâme pas
❏ Je suis reconnaissant	❏ Je ne rabâche pas
❏ Je prends des risques	❏ Je n'attends pas de reconnaissance, de bénédiction ou d'approbation
❏ Je cherche des opportunités pro ou financières	❏ Je n'arrose pas mes mauvaises graines
❏ J'apprécie une partie de mon corps	❏ Je n'alimente pas mes peurs, mes inquiétudes, mes regrets, mes remords, mes soucis, mes ressentiments, ma haine
❏ Je fais du sport	❏ Je ne suis pas négatif
❏ Je mange équilibré	❏ Je ne joue pas la victime

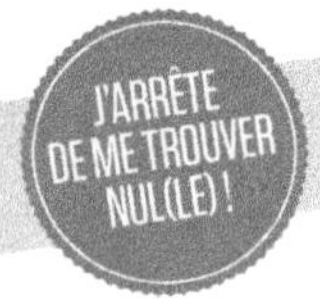

Catégorie « Je fais »	Catégorie « J'arrête de faire »
❑ Je suis patient	❑ Je ne persécute pas
❑ Je suis gentil	❑ Je ne cherche pas à sauver qu'un
❑ J'arrose mes bonnes graines	❑ Je ne me décourage pas
❑ J'accepte les compliments	❑ Je ne suis pas pessimiste
❑ Je tiens mes engagements	❑ Je ne suis pas négatif
❑ Je prends mon temps	❑ Je ne fais pas d'excès
❑ Je délègue	❑ Je ne m'entête pas
❑ Je fais une demande à l'univers	❑ Je ne suis pas jaloux
❑ Je rends service	❑ Je ne suis pas envieux
❑ Je m'exprime	❑ Je ne suis pas de mauvaise humeur
❑ Je dis ce que je ressens	❑ Je n'exprime pas de rejet
❑ J'écoute les autres	❑ Je ne mets pas de limitations
❑ Je suis tolérant	❑ Je n'ai pas de pensées négatives
❑ Je détermine les chances que j'ai	❑ Je n'ai pas de regrets
❑ Je suis spontané	❑ Je ne fais pas d'anticipations négatives
❑ Je m'écoute	❑ Je ne fais pas de suppositions
❑ Je fais confiance à l'univers	❑ Je ne profère pas de paroles inutiles
❑ Je fais des choses faciles	❑ Je ne me vexe pas
❑ Je m'engage à quelque chose	❑ Je ne nourris pas le négatif
❑ Je pardonne à quelqu'un	❑ Je ne médis pas
❑ Je suis souple	❑ Je ne me compare pas
❑ Je cherche mes points forts	❑ Je ne ressasse pas
❑ J'éprouve de la gratitude envers des personnes ou des événements	❑ Je lâche prise

<table>
<tr><td colspan="2" align="center">Catégorie « Je fais »</td></tr>
<tr><td>❏ Je cherche 3 opportunités</td><td>❏ Je change quelque chose dans mon quotidien</td></tr>
<tr><td>❏ J'agis avec assurance ou je fais comme si…</td><td>❏ J'agis différemment de d'habitude</td></tr>
<tr><td>❏ Je suis discipliné</td><td></td></tr>
</table>

À partir du listing précédent et de vos idées personnelles, identifiez ce que vous allez expérimenter pour être fier de vous puis faites-vous votre propre prescription de tâches : notez dans le tableau suivant, dans les quatre catégories (Plaisir, Action, Relations, Imagination), des actions à réaliser.

Mon « actiothèque »

	Plaisir	Action	Relation	Imagination	Quand	Où	OK
1							
2							
3							
4							
5							
…							
…							

Une fois que vous avez rempli votre tableau, planifiez quand et où vous allez faire ce que vous avez décidé. Soyez très précis, sinon vous risquez d'oublier ou de renoncer.

Pour agir en Conscience, n'oubliez pas d'activer votre dronecoach : regardez-vous faire pour déterminer comment vous réagissez face aux challenges que vous vous êtes fixés et notez tout.

Ensuite prenez conscience de ce que vous avez fait, ressentez ce qui se passe en vous.

Félicitez-vous d'avoir au moins tenté l'expérience et au mieux de l'avoir réussie. Puis remerciez-vous comme si vous étiez votre meilleur(e) ami(e).

Ayez de la gratitude pour la partie de vous qui a été capable de grimper toutes ces marches vers votre but : « être fier de vous ».

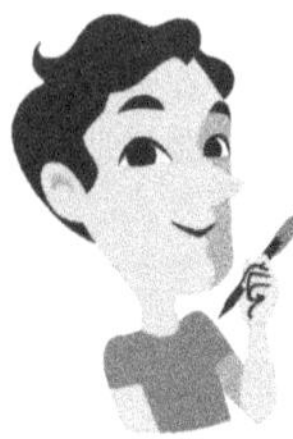

Je prends au moins trois nouvelles habitudes

Comme vous l'avez compris, l'inconscient est très puissant mais on peut, malgré tout, l'influencer en prenant de nouvelles habitudes que l'on répète un grand nombre de fois et qui vont peu à peu remplacer les anciennes. Choisissez-en trois parmi celles que je vous propose ci-après.

1. Aujourd'hui, j'ose...
– faire une chose que je n'ose jamais faire ;
– demander quelque chose que je n'ose jamais demander ;
– demander de l'aide à un voisin ou un ami ;
– être ce que je n'ose jamais être.

Pour faire intégrer à mon inconscient que je suis capable de le faire.

2. Aujourd'hui, je tente...
un tout petit challenge que je suis sûr de réussir et j'y parviens.

Pour installer dans mon inconscient, peu à peu, la certitude que je peux réussir.

3. Aujourd'hui, j'ose...
demander un truc pas très utile, une chose ou un service dont je n'ai pas spécialement besoin... (par exemple, plus de frites au serveur du restaurant)...

Pour faire comprendre à mon inconscient que je suis capable d'oser et de réussir mon challenge, même s'il est tout petit, car l'inconscient ne tient pas compte de la taille du challenge, il enregistre juste qu'il y a eu réussite ou non.

4. Aujourd'hui, je m'enrichis…

Je fais de la sérendipité pour enrichir mes connaissances sur les possibilités d'être fier de moi : je cherche sur Internet un article ou une vidéo sur le thème de la confiance ou l'estime de soi et je clique sur trois liens qui me conduiront vers d'autres articles ou vidéos que je n'aurais pas trouvés spontanément.

Pour découvrir des possibilités nouvelles de redorer mon image de moi-même.

5. Aujourd'hui, je modifie…

une de mes habitudes. Par exemple, je prends un autre trajet pour aller travailler, je me lave les dents de la main gauche, si je suis droitier, je ne regarde pas la télévision.

Pour faire comprendre à mon inconscient que je peux me déprogrammer tout seul.

6. Aujourd'hui, je recherche…

dans mon passé…

– une chose dont je suis fier, que j'ai faite ou dite puis je la note dans mon « fierbook » ;

– un mot ou une parole blessante ou désagréable que j'ai entendu quelqu'un dire à autrui, et je me félicite de ne pas en être l'auteur.

Pour augmenter ma cote de valeur, par défaut.

7. Aujourd'hui, j'envoie…

une pensée d'amour ou de reconnaissance à quelqu'un que je connais ou non afin de remplir le « pot commun d'amour et de reconnaissance ».

Pour me mettre sur cette fréquence et pour que mon inconscient et tout mon être en perçoivent les vibrations : c'est le bon effet « boomerang » de l'adage « Donne et tu recevras ».

8. Aujourd'hui, j'adopte…

au moins dix fois, en Conscience, une des attitudes ou comportements de mon fierbook…

Pour habituer mon corps, mon psychisme et mon inconscient à réussir.

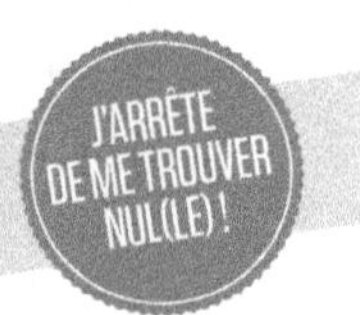

9. Aujourd'hui, je m'honore...

en répétant, en Conscience, dans ma tête, dix fois de suite : « Je suis quelqu'un de bien donc je suis fier de moi », puis je l'écris dix fois ; enfin, je me place devant un miroir et je dis à haute voix à mon image : « Tu es quelqu'un de bien et je suis fier de toi. »

Pour faire entrer le message dans mon inconscient par différentes voies complémentaires... et pour acter l'adage « On n'est jamais mieux servi que par soi-même » qui n'est pas vraiment bien ancré quand on se sent nul.

Procédez à tous ces exercices comme pour un entraînement sportif ou musical, pour ancrer en chacune de vos cellules une belle image de vous. Si chacune d'entre elles émet l'information que vous êtes une belle personne, tel un hologramme dont toutes les parties sont à l'image du tout, vous serez une belle personne.

Vous pouvez aussi considérer ça comme une automédication douce sans effets secondaires négatifs !

Mon rituel

19. Ma sérendipité du jour

Aujourd'hui, je choisis un mot-clé de ce chapitre et je fais de la sérendipité sur Internet.

. . . .

. . . .

. . . .

Je retrouve la sérénité

Vous arrivez maintenant à la validation du programme PARI®, à la fin de votre parcours pour être fier de vous.

Débarrassé de la rumination et de l'anxiété qui vous bloquaient entre un passé immuable et un avenir pessimiste, vous pouvez maintenant vivre sereinement l'instant présent avec confiance et détermination et arrêter de vous trouver nul pour être fier de vous.

Selon la médecine traditionnelle chinoise

Comme nous vous l'avons expliqué en début de Semaine 3, la sérénité, issue de la réflexion juste, caractérise l'équilibre de l'élément Terre. Celui-ci correspond à la cinquième saison ou intersaison qui s'intercale entre les quatre autres, printemps, été, automne et hiver.

Elle fait le relais pour transférer, en douceur, le dynamisme d'un élément au suivant.

Comme dans une boîte de vitesses, elle correspond à l'embrayage qui permet de passer par le point mort pour changer de régime.

Elle joue parfaitement son rôle de « bilan intermédiaire » en :
- récoltant les énergies de la précédente saison ;
- les analysant ;
- séparant les bonnes des mauvaises, qui devront être transmutées ;
- transmettant tout à la saison suivante.

Ici, ce sont les méridiens Rate/Pancréas et Estomac qui jouent un rôle fondamental. Ils permettent l'harmonisation de la nourriture du corps, du cœur et de l'âme.

Un bon équilibre du méridien Rate/Pancréas correspond à la réflexion juste, « l'ici et maintenant », la récolte, la concentration, la distribution et la sérénité.

Par son lien avec le système immunitaire, la glycémie et la distribution de l'énergie dans tous les organes, il active la capacité d'autodéfense, de gestion de l'énergie de façon optimale et harmonieuse entre soi et les autres et la douceur.

Un bon équilibre du méridien Estomac est en lien avec la digestion et l'acceptation des aliments et des événements, sur le plan réel ou symbolique.

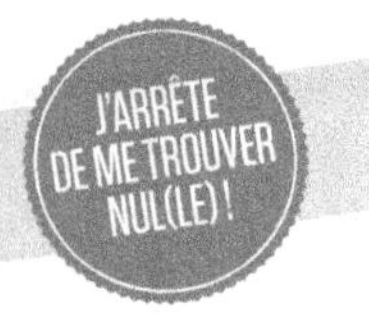

Ma métamorphose

Grâce au programme PARI® vous avez pris la décision de vous faire plaisir, d'entrer en relation, de créer votre réalité de gagnant et d'agir en Conscience.

En activant ces quatre premiers mouvements de votre énergie vitale, vous avez donné le « coup de manivelle » pour relancer sa circulation. Cela a eu pour effet de débloquer votre mental, de vous libérer de vos entraves, de vous permettre de porter sur vous un autre regard, empreint de bienveillance, de trouver les ressources pour vivre pleinement et de voir les opportunités pour continuer à évoluer...

De la chenille rampante dont le champ de vision était limité, vous vous êtes libéré de votre chrysalide puis métamorphosé en magnifique papillon qui peut voir et voler dans toutes les directions, libre et serein.

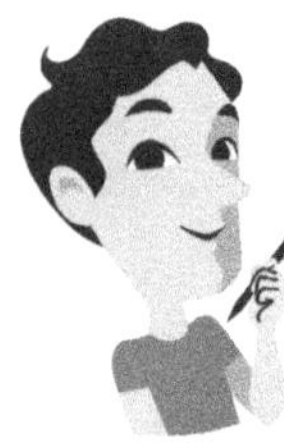

Mon test de fierté

Vérifiez, en cochant toutes les étapes du tableau suivant, si vous pouvez vraiment déployer vos ailes et vous envoler vers le pays magique de la fierté... pour être enfin fier de vous.

Je suis maintenant capable de...
❑ M'autoriser à profiter de la vie pour m'apporter de la douceur et de la joie et nourrir l'estime de soi
❑ Arrêter de ruminer et de me battre contre mon passé pour le digérer
❑ Comprendre et me libérer de ses poisons
❑ Me défendre ou me débarrasser des personnes toxiques de mon entourage
❑ Prendre du recul pour déterminer ce qui dépend de moi et que je peux changer
❑ Transmuter les expériences négatives en tremplins pour évoluer
❑ Me libérer de mon anxiété et de mes peurs d'avancer
❑ Analyser le pourquoi de mes échecs et déterminer comment je pourrais les éviter et trouver de nouvelles façons de fonctionner

❏ Séparer le bon grain de l'ivraie en arrosant le meilleur plutôt que le pire

❏ Proposer et d'accepter de l'aide de mon entourage

❏ Récolter les feedbacks positifs pour nourrir ma confiance en moi

❏ Concentrer tous mes atouts pour les utiliser de façon constructive et harmonieuse

❏ Concocter la recette de ma réussite avec mes propres ingrédients

❏ Ne pas attendre de réussir pour entreprendre

❏ M'engager pour agir en Conscience, avec détermination

Mon rituel

20. Ma pensée d'amour du jour

Aujourd'hui j'envoie une pensée d'amour à :

. . . .

. . . .

. . . .

Bilan de la Semaine 3

Après une semaine dans le rôle d'observaCteur :

- vous avez compris qu'il existe des solutions pour déplacer votre curseur nul/fier vers la droite ;
- vous avez maintenant quelques pistes pour comprendre pourquoi vous en êtes là ;
- vous pouvez faire l'état des lieux de votre place sur la ligne de la nullité à la fierté.

Mon évolution

0 : pas pour l'instant, trop compliqué ! – 5 : à expérimenter ou conforter – 10 : c'est mon nouveau moi !

M'autoriser à prendre du plaisir dans la vie

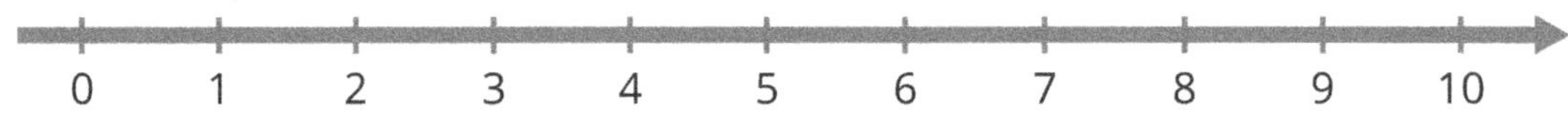

Passer à l'action régulièrement

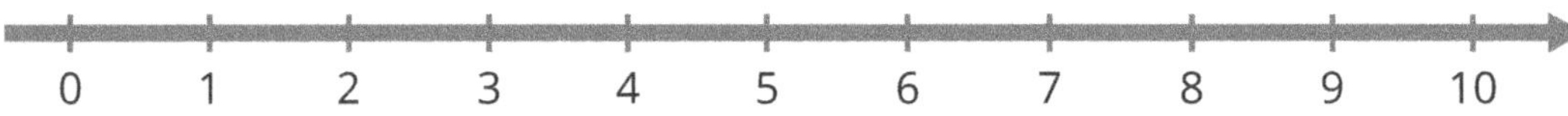

Entrer en relation à chaque occasion

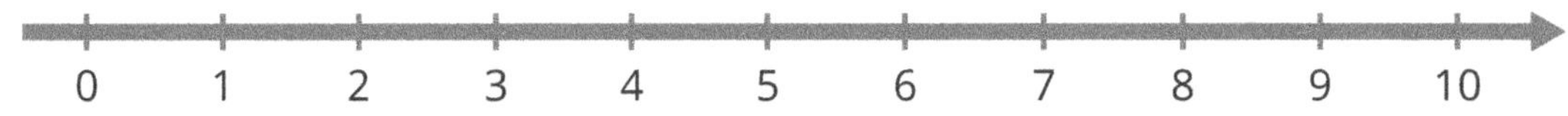

Libérer mon imagination

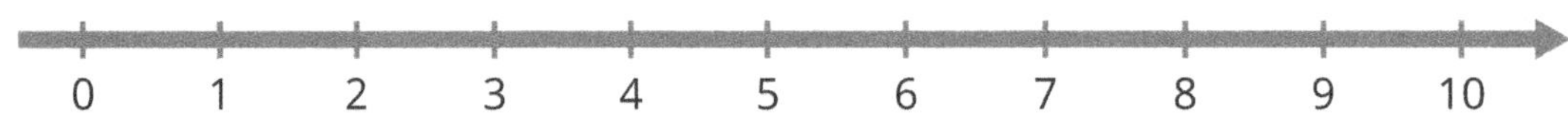

Retrouver la sérénité

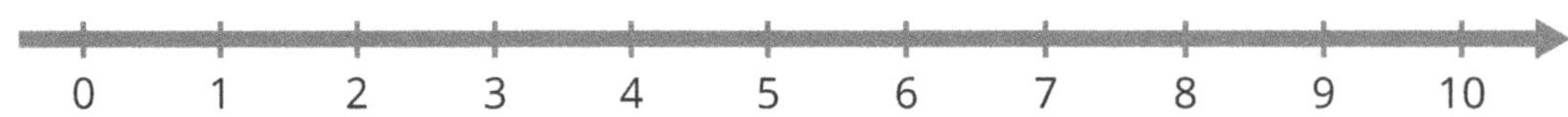

Maintenant vous avez de quoi être fier de vous

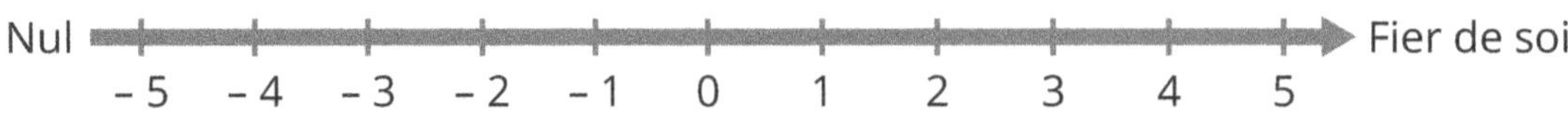

Et ce n'est que le commencement...

La carte mentale : reprogrammation

Comment me reprogrammer ?

Cochez chaque partie que vous avez assimilée et/ou qui vous concerne particulièrement. Dans ce cas, vous pouvez même utiliser une échelle de valeurs de 1 à 10 pour noter l'ordre croissant d'importance.

Pour valider le fait que vous suivez bien le rituel, cochez les « likes » que vous avez effectués et faites ceux que vous n'avez pas encore faits.

Une carte mentale (Mind Map®) se lit dans le sens des aiguilles d'une montre, en commençant en haut à droite.

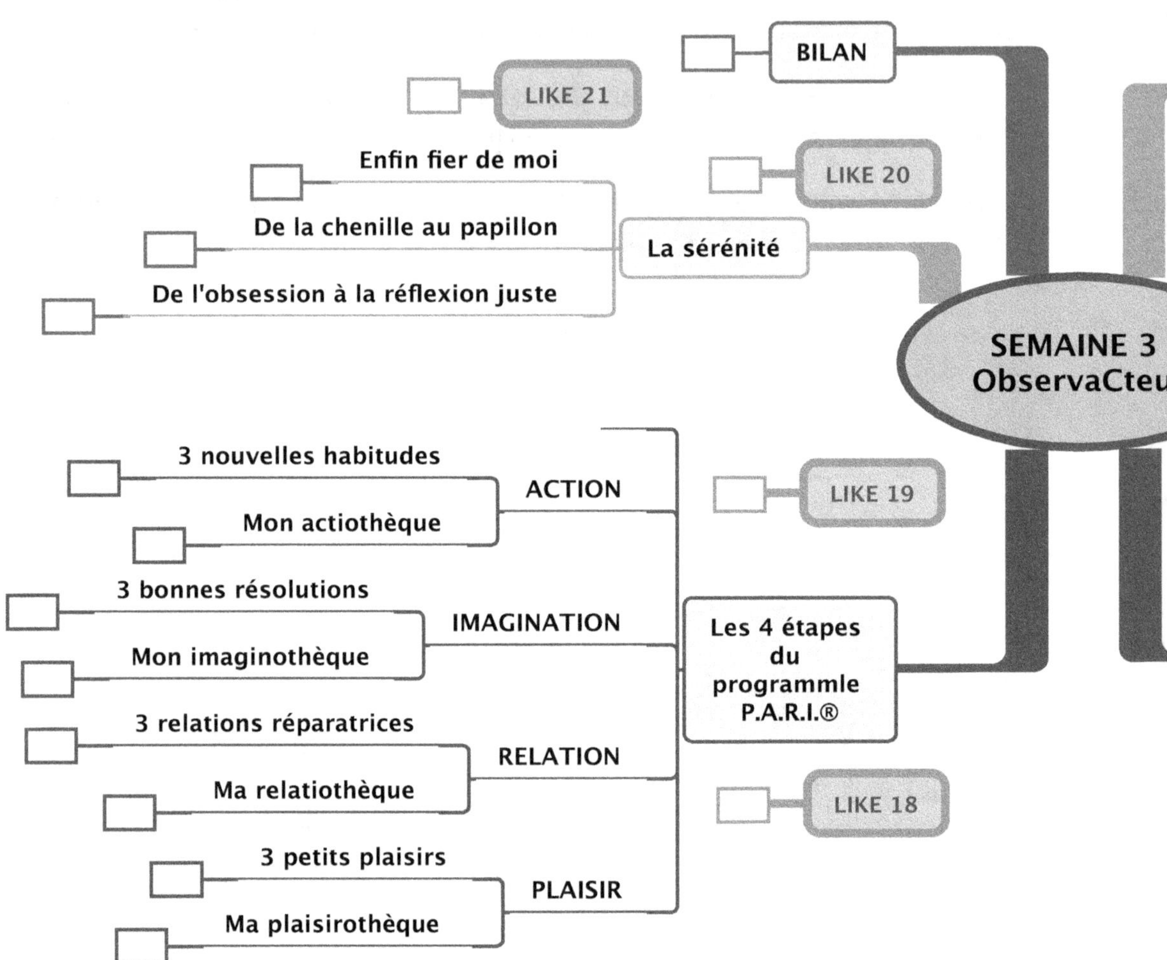

BILAN
LIKE 21
Enfin fier de moi
De la chenille au papillon
De l'obsession à la réflexion juste
LIKE 20
La sérénité
SEMAINE 3
ObservaCteur
3 nouvelles habitudes
Mon actiothèque
ACTION
LIKE 19
3 bonnes résolutions
Mon imaginothèque
IMAGINATION
3 relations réparatrices
Ma relatiothèque
RELATION
Les 4 étapes du programmle P.A.R.I.®
LIKE 18
3 petits plaisirs
Ma plaisirothèque
PLAISIR

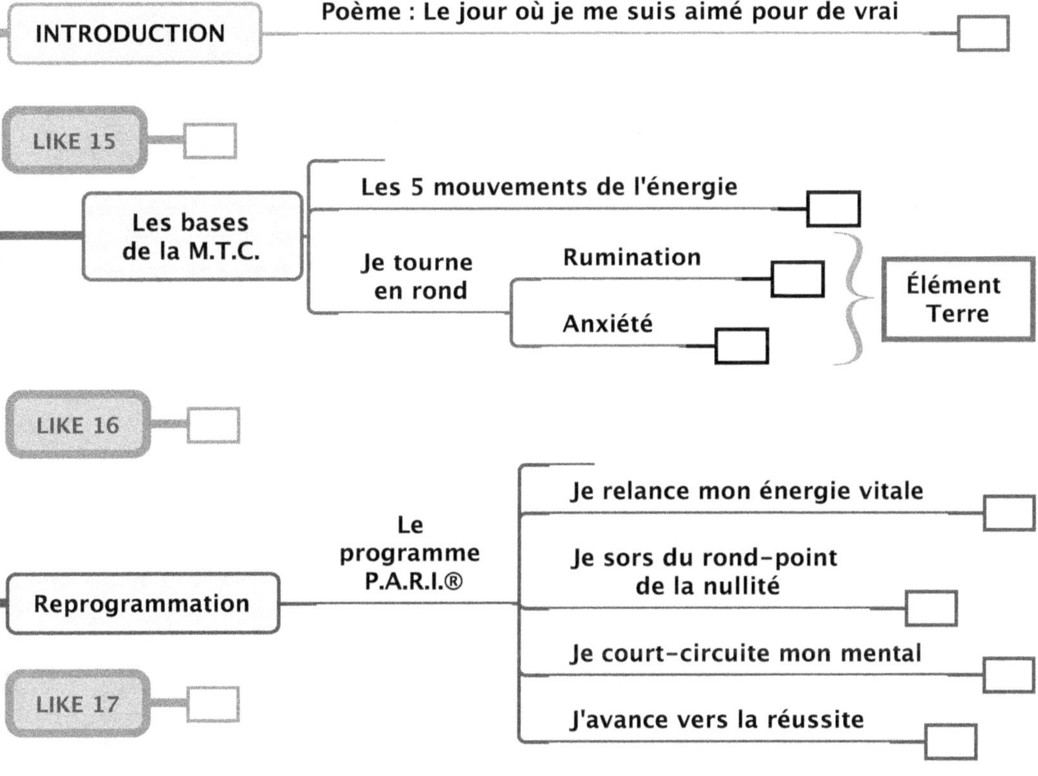

INTRODUCTION
Poème : Le jour où je me suis aimé pour de vrai
LIKE 15
Les bases de la M.T.C.
Les 5 mouvements de l'énergie
Je tourne en rond
Rumination
Anxiété
Élément Terre
LIKE 16
Reprogrammation
Le programme P.A.R.I.®
Je relance mon énergie vitale
Je sors du rond-point de la nullité
Je court-circuite mon mental
J'avance vers la réussite
LIKE 17

Conclusion

Mon permis de fierté

Avant de conclure, je vous propose d'établir votre autodiagnostic afin de faire un bilan général de ce que vous avez intégré durant la lecture et les applications pratiques de ce livre. C'est une « photographie » de là où vous en êtes maintenant et il est important de matérialiser cet instant sur un papier.

Cette photographie ancre ce qui est et, en même temps, comme vos curseurs sont mobiles, elle est comme le *Yi-King*, elle a la possibilité de se transformer et d'évoluer.

Maintenant que vous avez fini la lecture de ce livre :

- reprenez les bilans des semaines et repositionnez vos curseurs ;
- reprenez votre curseur de nul à fier, puis repositionnez-le.

Vous aurez donc la dernière version concrète et visible de là où vous en êtes maintenant.

Rappelez-vous le jour où vous avez eu votre permis de conduire : étiez-vous absolument sûr de vous et parfaitement apte à conduire dans toutes les conditions ? Sans doute que non.

Cet examen n'était qu'une validation de ce que vous aviez appris, c'est-à-dire le minimum requis pour prendre le volant et vous déplacer en voiture en connaissant le Code de la route et la manière officielle de conduire : des points sur une fiche avec un barème de validation préétabli.

Ce petit papier rose (à l'époque), vous l'avez lu, relu, touché, senti. Vous étiez tellement fier de le tenir entre vos mains et de le regarder sans cesse, alors que ce n'étaient que des mots inscrits dans des cases. Mais quel impact ! Il vous avait donné des « roues » pour acquérir une certaine liberté.

Eh bien, aujourd'hui, vous en êtes au même stade : ce bilan constitue votre « permis de fierté », il va vous donner des ailes pour vous envoler vers la belle personne que vous êtes. Alors, prenez le temps de faire ce bilan en toute conscience et surtout, que rien ne vous empêche d'ajouter des éléments au fur et à mesure du temps et de votre vie, sur les fiches préétablies que vous avez intérêt à photocopier pour mieux les utiliser.

N'hésitez pas à refaire ce point le mois prochain et les suivants pour voir comment vous avez évolué.

Encore un jour zéro !

En réalité, le jour zéro, c'est aussi aujourd'hui, c'est le premier jour du reste de votre vie.

Et c'est aussi demain, après-demain et chacun des jours suivants puisqu'on crée sa réalité à chaque instant. Actez votre « ici et maintenant », vivez-le en Conscience pour mieux vous diriger sur votre chemin de vie.

Observer pour mieux comprendre

Dans toutes les traditions enseignant les arts martiaux, c'est par l'observation qu'on apprend les différents *katas* (enchaînements de postures et de mouvements). On observe le maître, on l'imite, puis on s'observe soi-même en allant à la recherche de ce qui se passe dans notre corps pour chaque mouvement. Puis on le répète maintes et maintes fois jusqu'à ce qu'il soit intégré, qu'il fasse partie de nous.

Comprendre, c'est déjà mieux accepter ce qui est, ce qui a été et ce qu'il adviendra.

C'est découvrir que le poids de votre passé, le rôle de votre inconscient, la dictature de votre mental, la puissance de vos émotions et les manifestations de votre corps font partie de qui vous êtes aujourd'hui.

Vous êtes un tout connecté au Tout...

Vous possédez un système ultra-perfectionné de connexion entre chacune des parties qui vous constituent et c'est votre Conscience qui tient les rênes de tout ça, avec douceur ou fermeté.

Il existe une discipline médicale, la psycho-neuro-endocrino-immunologie qui étudie cette fameuse « grande connexion » interne et qui fait apparaître le fait que votre psyché interagit avec votre corps et avec votre immunité physique mais aussi symbolique et relationnelle.

Vous êtes aussi intimement connecté aux autres et à l'environnement. Tout est relié, interdépendant.

Ainsi, ce que vous faites et ce que vous êtes ou ce que vous pensez être, a un impact sur vous-même mais aussi sur tout ce qui vous entoure, sur la structure même du vivant, du minéral, de la Terre et même plus.

Alors, pour vous, mais aussi pour chaque parcelle de l'Univers, continuez le chemin que vous avez entamé pour être, chaque jour, de plus en plus proche de ce joyau qui est en vous et qui rayonne pour faire scintiller le cosmos.

L'âge de raison, l'âge de l'éveil ?

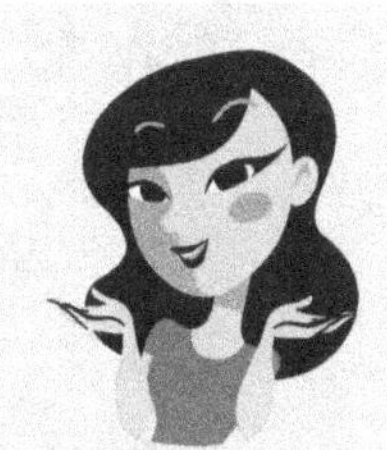

Je voudrais vous faire partager cet enseignement que j'ai reçu, pour vous ouvrir les yeux sur le fait que nous sommes tous de belles personnes qui, souvent, l'ignorent.

Quand j'avais 7 ans, j'ai vécu une expérience que je qualifierai « d'éveil » : une absolue et incroyable connexion avec le Tout.

À la campagne, dans un grand jardin, je marchais seule quand tout à coup, j'ai « vu » des fils lumineux qui me reliaient à tout ce qui m'entourait et qui connectaient chaque feuille, chaque fruit, chaque insecte, chaque arbre, chaque brin d'herbe entre eux…

Je faisais partie intégrante d'une immense « toile d'araignée » de lumière vibrante et mouvante où chaque parcelle interagissait instantanément avec toutes les autres.

Tout se passait comme si une sorte de grand horloger réglait en permanence le moindre petit déséquilibre pour rétablir le grand équilibre du vivant.

Je me suis sentie à la fois toute petite et infinie et j'ai compris dans mon corps, dans mon cœur et dans ma tête que non seulement j'étais moi, mais aussi le Tout, donc immense et magnifique.

…/…

Il se peut que ce que j'ai vécu ce jour-là, ait contribué à me faire passer de « petite » à « grande » personne, dans tous les sens du terme.

Un sérieux coup de pouce pour m'aider plus tard, quand les complexes et les peurs de ne pas être à la hauteur sont apparus, à ne pas complètement les écouter, grâce à la petite voix qui résonnait dans ma tête pour me rappeler ce cadeau que j'avais reçu.

Et en effet, j'ai, peu à peu, fini par comprendre que toutes mes pensées, paroles, actions avaient un impact sur ce fameux grand Tout et que je pouvais participer à son équilibre ou à son déséquilibre en étant fière de moi ou en me trouvant nulle.

Alors, même s'il m'arrive encore d'être maladroite ou de « mal » faire, j'essaye d'être le plus souvent en Conscience et dans la bienveillance vis-à-vis de moi-même pour activer le balancier dans le sens de la vie.

Agir pour prendre du recul et de la hauteur

Il ne vous a peut-être pas été très facile de vous engager sur la voie que je vous ai proposée, mais vous l'avez fait pour amorcer le changement que vous souhaitiez effectuer en vous. Ce qui vous a motivé, c'est le sens que ça va donner à votre vie. Pouvoir être fier de soi est un atout majeur que chacun aimerait posséder.

Continuer à pédaler pour ne pas s'arrêter, constitue le deuxième point important.

Je vous ai donné des outils pour persévérer en activant votre Conscience. Vous en avez sûrement adopté certains plus que d'autres, mais vous savez bien que, souvent, c'est en connaissant mieux les gens qu'on apprend à les apprécier vraiment (et avec mes outils, il en va de même !).

J'espère que vous allez les apprivoiser, comme le petit prince l'a fait avec le renard : ils seront alors pour vous de précieux bâtons de pèlerin pour avancer sur le chemin, en toute lucidité et en toute confiance.

Le programme PARI® est, en réalité, une simple promenade dans votre quotidien : il s'agit juste tout simplement d'être, ici et maintenant.

Puisque vous avez expérimenté en Conscience chaque étape du parcours, pour apprendre à les emprunter de plus en plus naturellement, vous avez dû vous connecter avec qui vous êtes vraiment.

À partir de maintenant, plus d'efforts particuliers à fournir, plus de questions à vous poser : vous devez juste être spontané et vivre naturellement, des tout petits instants en cherchant à vous réjouir des tout petits riens qui sont à votre portée.

Nous sommes tous des petits enfants qui ont grandi avec leurs blessures d'enfance, nous sommes tous des êtres qui doutent et tant mieux, c'est ce qui nous rend authentiques.

L'essentiel est que cela ne nous empêche pas d'être le plus possible en accord avec qui nous sommes vraiment.

Prenez tout votre temps pour être vraiment vous-même... Tel un petit chat qui ne cherche pas à connaître le pourquoi du comment, osant tout naturellement faire et être ce que « bon » lui semble.

Si, par hasard, vous n'arriviez quand même pas à faire cette démarche pour vous, faites-la pour vos enfants, pour votre lignée... et pour toute l'humanité. Vous recevrez mille fois plus en retour parce que, enfin, vous vous pourrez vous aimer pour de vrai.

J'espère que le processus en trois phases que je vous ai proposé de suivre à travers ces pages, vous a permis d'atteindre votre but : passer de la connaissance de soi à l'expérience de la Conscience pour enfin « être » et vous aimer pour de vrai.

Quel que soit le niveau de fierté que vous avez atteint en lisant ce livre, vous vous êtes sans doute heurté à un certain nombre d'obstacles, et vous les avez dépassés et tant mieux ! Cela pousse à se remettre en question et à se réajuster pour évoluer. J'ai suivi en avant-première, au fur et à mesure que je rédigeais ce livre, les étapes du parcours que je vous ai proposé.

Aujourd'hui, je suis fière de pouvoir dire que j'ai été une « éclaireuse éclairée ».

 **Mon rituel**

21. Mon mantra du jour

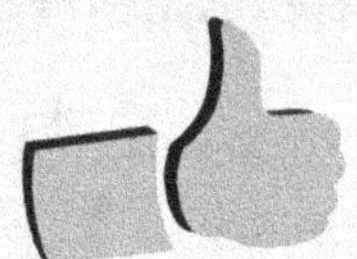

Je suis quelqu'un de bien, je m'aime et je m'accepte ou Je suis quelqu'un de bien, je m'aime et je me pardonne.

Bibliographie

Comment fonctionnent nos émotions, Collection Sciences psy, Duval, 2015

Skye Alexander, *Fiches pratiques d'acupression*, Le courrier du livre – Tredaniel

Christophe André, *Sérénité, 25 histoires d'équilibre intérieur*, Odile Jacob, 2012

Ken Blanchard, *Soyez fier de vous*, Michel Lafon, 2004

Ken Blanchard et Margret McBride, *L'excuse minute*, Michel Lafon, 2003

Francesco Bottaccioli, *Psychoneuro-endocrino-immunologie*, Marco Pietteur, 2012

Peter Deadman et Mazin Al-Khafaji, *Manuel d'acupuncture*, Éd. Satas, 2006

Myriam Jézéquel, *Confiance en soi - mode d'emploi*, ESI, 2014

Daniel et Morgan Laurent, *L'énergie vitale des 5 éléments*, Tredaniel, 2006

Michel Lejoyeux, *Les secrets de nos comportements*, Poche, 2011

David O'Hare, *Cohérence cardiaque*, Thierry Souccar, 2012

Gerald Hüther, *L'influence des images intérieures*, Le souffle d'or, 2013

Clotilde Poivilliers, *L'énergie corps esprit pour vivre en harmonie*, Eyrolles, 2010

Rosette Poletti et Barbara Dobbs, *La résilience*, Jouvence, 2014

Rosette Poletti et Barbara Dobbs, *Lâcher prise*, Jouvence, 1998

Rosette Poletti et Barbara Dobbs, *La gratitude*, Jouvence, 2009

Rosette Poletti et Barbara Dobbs, *L'estime de soi*, Jouvence, 2009

Colette Portelance, *La guérison intérieure par l'acceptation et le lâcher prise*, Jouvence, 2010

Pierre Pradervan, *Apprendre à s'aimer*, Jouvence, 2008

Philippe Ronce, *Le bon point au bon moment, Manuel d'autoshiatsu*, Tredaniel, 2014

Yann Rougier, *Se programmer pour guérir, La deltamédecine*, Albin Michel, 2010

Bernard Raquin, *Sortir du triangle dramatique*, Jouvence, 2007

Yves Requena et Marie Borrel, *Le guide du bien être selon la médecine chinoise*, Tredaniel

Yves Alexandre Thalmann, *Au diable la culpabilité*, Jouvence, 2009

Thich Nhat Hanh, *Prendre soin de l'enfant intérieur, Faire la paix avec soi*, Belfond, 2014

✎ *Pour communiquer avec Clotilde*

Vous pouvez poster vos commentaires, questions, suggestions ou informations :

- sur le site www.jarretedemetrouvernul.com,
- sur la page Facebook *J'arrête de me trouver nul*,
- sur le compte Twitter *@JDMTN_CP*.

Ou contacter Clotilde Poivilliers à l'adresse mail suivante : jarretedemetrouvernul@gmail.com

- Pour témoigner sur ce livre et sur la façon dont vous avez réussi à passer de nul à fier.
- Pour partager des « trucs et astuces », des vidéos, des émissions ou des articles pour se débarrasser du ressenti de nullité, de honte ou de culpabilité et pour renforcer la confiance en soi et l'estime de soi.
- Pour échanger des avis avec d'autres lecteurs.
- Pour faire découvrir quelques extraits du livre à vos amis.
- Pour en savoir plus sur la méthode proposée par Clotilde et les outils nouveaux qu'elle propose.
- Pour connaître les dates, les lieux et le programme des formations et des conférences « J'arrête de me trouver nul(le) ».
- Pour demander des formations personnalisées ou des séances individuelles.

La collection qui tient ses promesses !

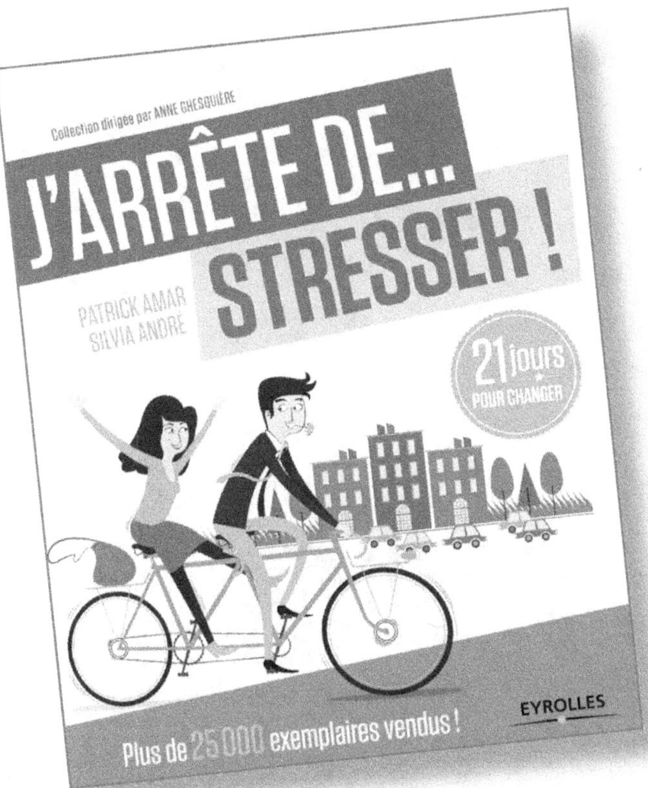

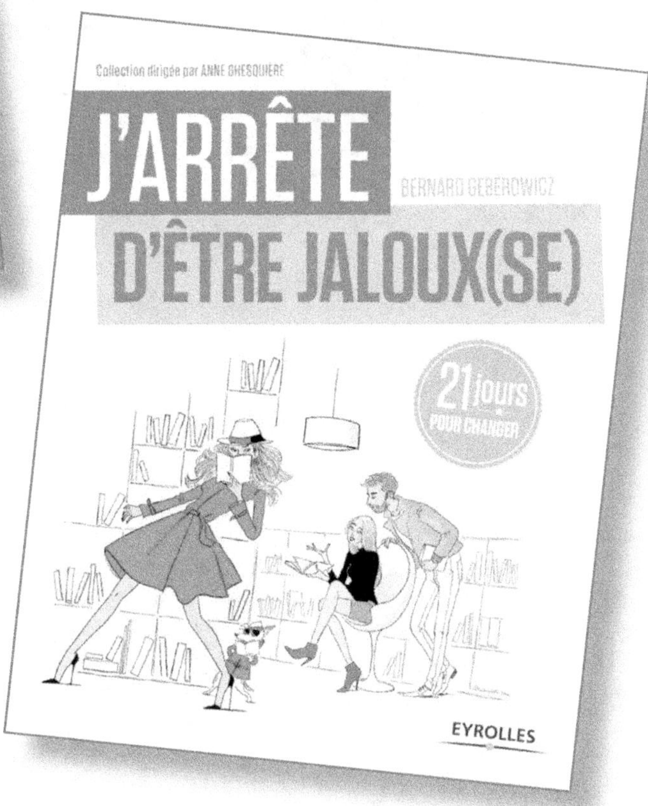

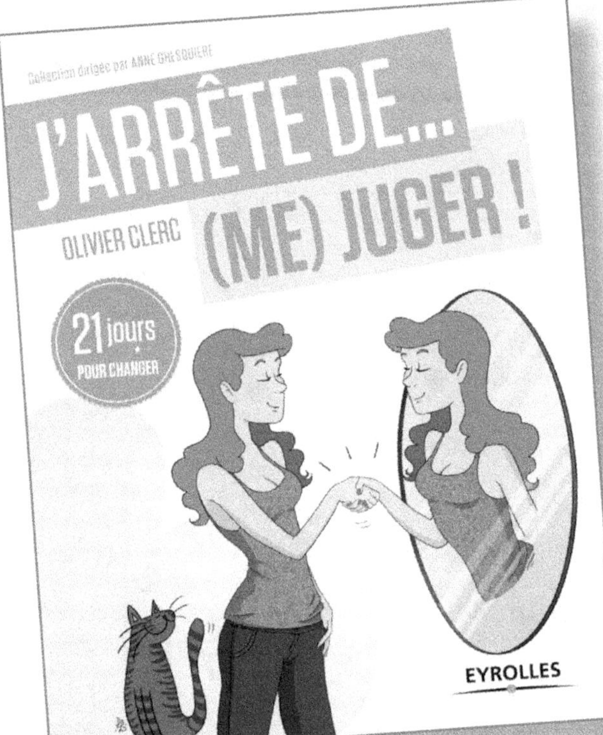

Collection dirigée par ANNE GHESQUIÈRE
J'ARRÊTE DE...
(ME) JUGER !
OLIVIER CLERC
21 jours
POUR CHANGER
EYROLLES

Collection dirigée par ANNE GHESQUIÈRE
J'ARRÊTE
D'AVOIR PEUR !
MARIE-FRANCE ET EMMANUEL
BALLET de COQUEREAUMONT
21 jours
POUR CHANGER
EYROLLES

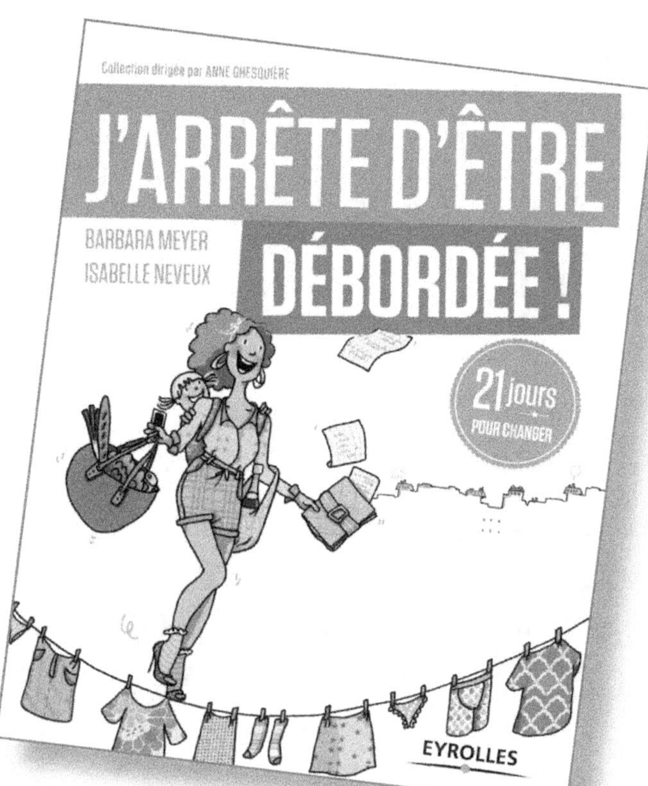

Collection dirigée par ANNE GHESQUIÈRE
J'ARRÊTE D'ÊTRE
BARBARA MEYER
ISABELLE NEVEUX
DÉBORDÉE !
21 jours
POUR CHANGER
EYROLLES

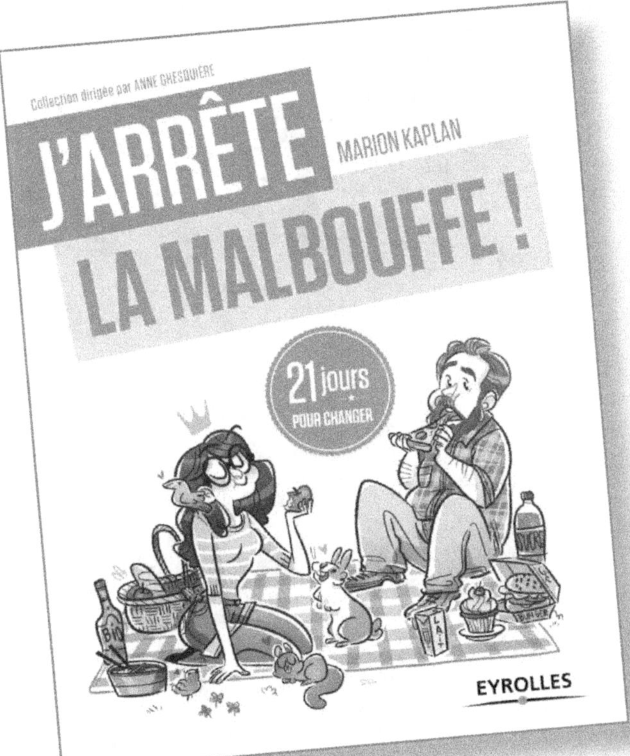

Collection dirigée par ANNE GHESQUIÈRE
J'ARRÊTE
MARION KAPLAN
LA MALBOUFFE !
21 jours
POUR CHANGER
EYROLLES

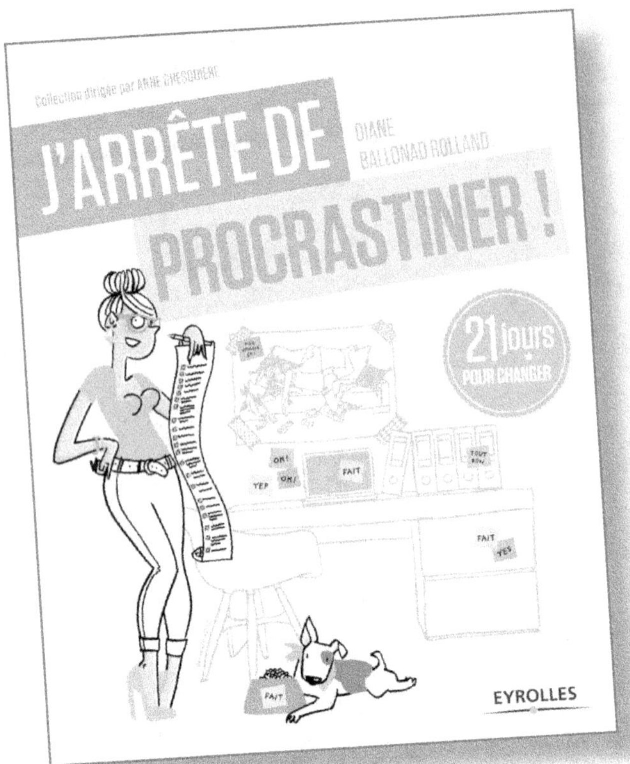

Collection dirigée par ANNE GHESQUIÈRE
J'ARRÊTE DE
DIANE
BALLONAD ROLLAND
PROCRASTINER !
21 jours
POUR CHANGER
EYROLLES

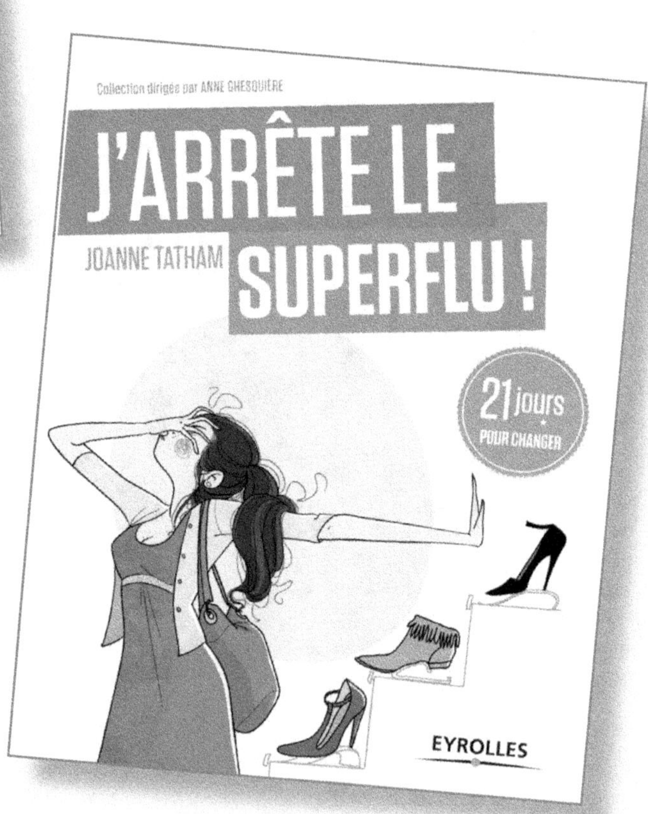

Collection dirigée par ANNE GHESQUIÈRE
J'ARRÊTE LE
SUPERFLU !
JOANNE TATHAM
21 jours
POUR CHANGER
EYROLLES

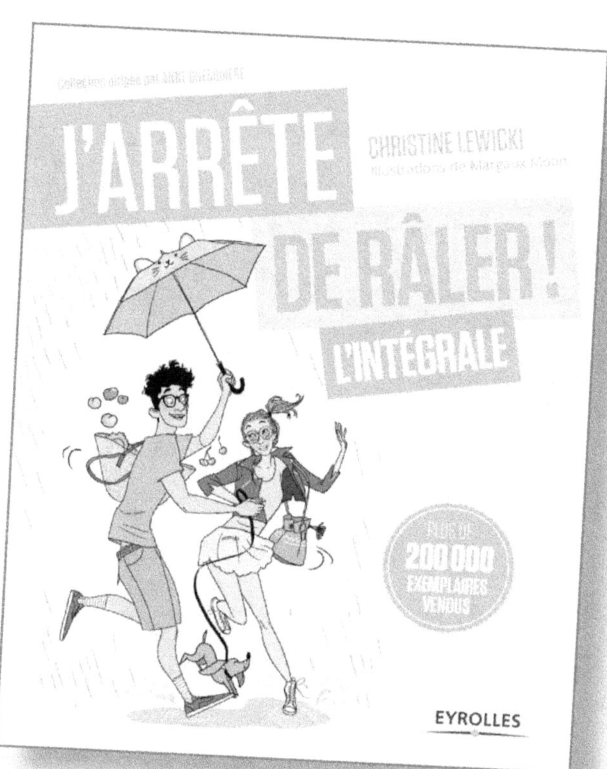
Collection dirigée par ANNE GHESQUIÈRE
CHRISTINE LEWICKI
Illustrations de Margaux Motin
J'ARRÊTE
DE RÂLER !
L'INTÉGRALE
PLUS DE
200 000
EXEMPLAIRES
VENDUS
EYROLLES

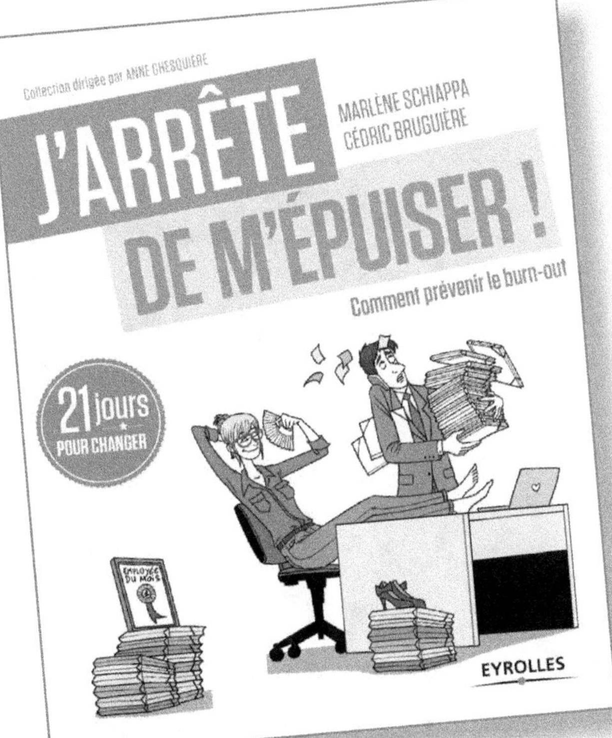
Collection dirigée par ANNE GHESQUIÈRE
MARLÈNE SCHIAPPA
CÉDRIC BRUGUIÈRE
J'ARRÊTE
DE M'ÉPUISER !
Comment prévenir le burn-out
21 jours
POUR CHANGER
EYROLLES

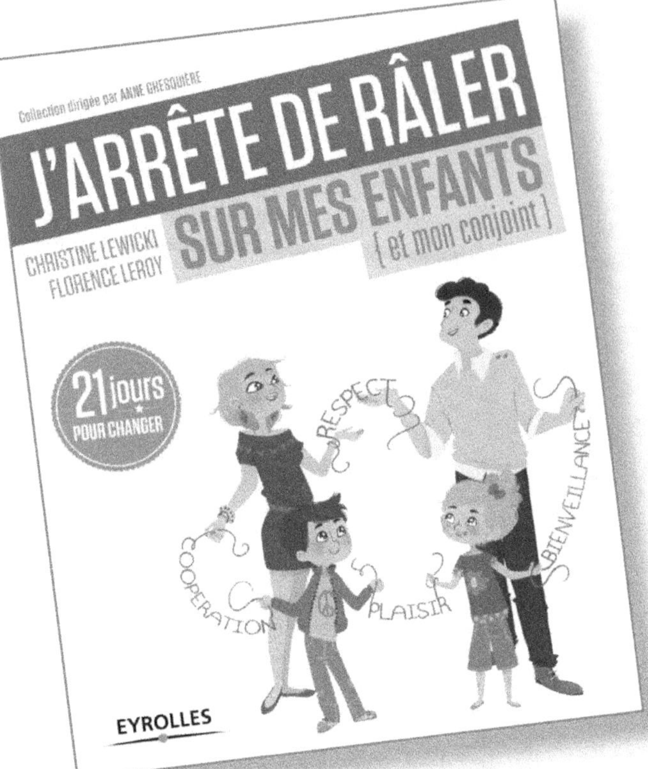

Collection dirigée par ANNE GHESQUIÈRE
J'ARRÊTE DE RÂLER
SUR MES ENFANTS
(et mon conjoint)
CHRISTINE LEWICKI
FLORENCE LEROY
21 jours POUR CHANGER
RESPECT
BIENVEILLANCE
COOPÉRATION
PLAISIR
EYROLLES

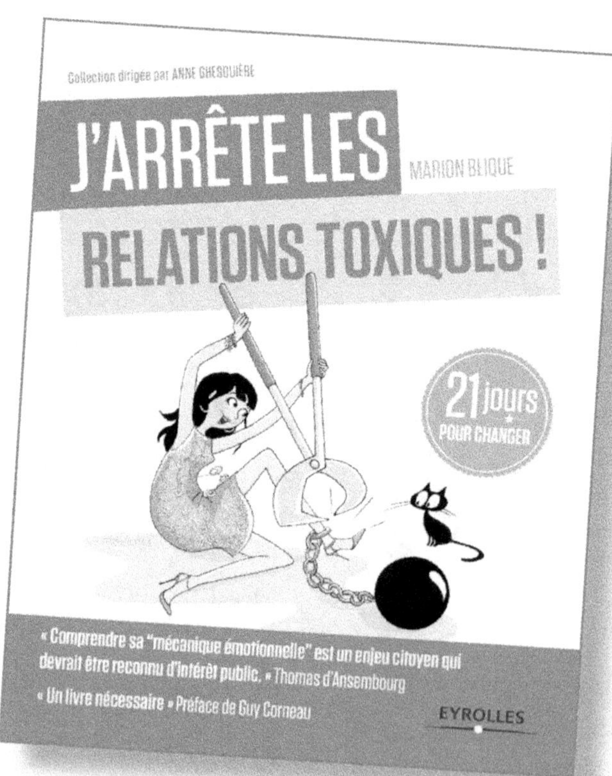

Collection dirigée par ANNE GHESQUIÈRE
J'ARRÊTE LES
MARION BLIQUE
RELATIONS TOXIQUES !
21 jours POUR CHANGER
« Comprendre sa "mécanique émotionnelle" est un enjeu citoyen qui
devrait être reconnu d'intérêt public. » Thomas d'Ansembourg
« Un livre nécessaire » Préface de Guy Corneau
EYROLLES

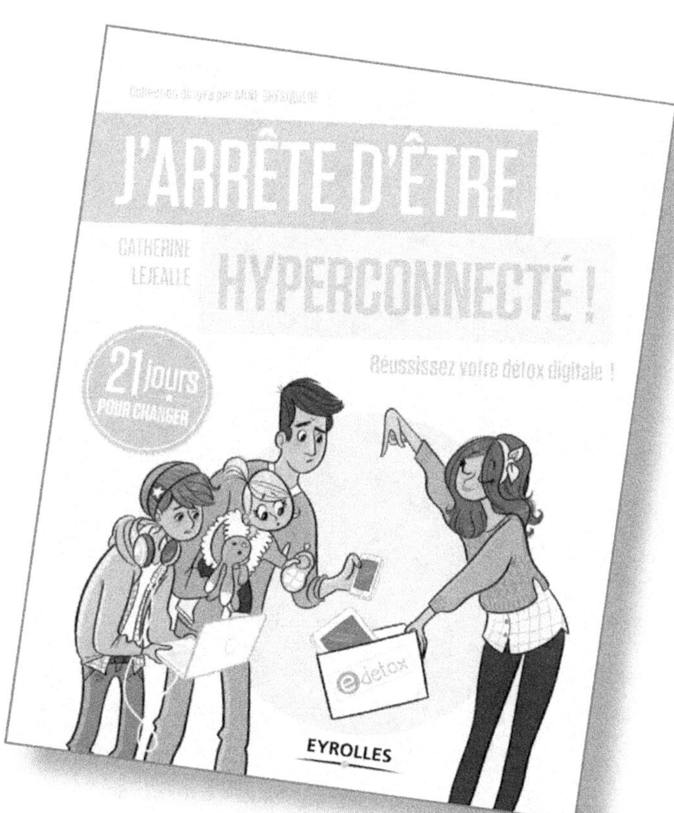

Collection dirigée par Brad GHESQUIÈRE
J'ARRÊTE D'ÊTRE
CATHERINE LEJEALLE
HYPERCONNECTÉ !
21 jours POUR CHANGER
Réussissez votre détox digitale !
e-détox
EYROLLES

Dépôt légal : mars 2022

Achevé d'imprimer, en Allemagne, par BoD